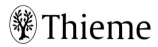

Psychopharmakotherapie in Schwangerschaft und Stillzeit

Möglichkeiten und Grenzen

Anke Rohde
Christof Schaefer

2., aktualisierte Auflage

3 Abbildungen

Georg Thieme Verlag
Stuttgart · New York

Bibliografische Information
Der Deutschen Bibliothek

Die Deutsche Bibliothek verzeichnet diese Publikation in der Deutschen Nationalbibliografie; detaillierte bibliografische Daten sind im Internet über http://dnb.ddb.de abrufbar

Autoren

Prof. Dr. med. Anke Rohde
Gynäkologische Psychosomatik
Universitätsfrauenklinik Bonn
Sigmund-Freud-Str. 25
53105 Bonn
Tel. 0228/287 – 4737
Fax. 0228/287 – 4738
E-Mail: anke.rohde@ukb.uni-bonn.de
Internet: www.femina.uni-bonn.de

Dr. med. Christof Schaefer
Pharmakovigilanz- und Beratungszentrum für Embryonaltoxikologie
Spandauer Damm 130, Haus 10
14050 Berlin
Tel.: 030 / 3030 8111 Fax: 030 / 3030 8122
E-Mail: mail@embryotox.de
Internet: www.embryotox.de

2., aktualisierte Auflage

© 2006 Georg Thieme Verlag KG
Rüdigerstraße 14
D-70469 Stuttgart
Telefon: + 49/0711/8931-0
Unsere Homepage: http://www.thieme.de

Printed in Germany

Umschlaggestaltung: Thieme Verlagsgruppe
Satz: Druckerei Sommer, Feuchtwangen
Druck und Bindung: Druckerei Sommer, Feuchtwangen

ISBN 3-13-134332-X
ISBN 978-3-13-134332-1   1 2 3 4 5 6

Wichtiger Hinweis: Wie jede Wissenschaft ist die Medizin ständigen Entwicklungen unterworfen. Forschung und klinische Erfahrung erweitern unsere Erkenntnisse, insbesondere was Behandlung und medikamentöse Therapie anbelangt. Soweit in diesem Werk eine Dosierung oder eine Applikation erwähnt wird, darf der Leser zwar darauf vertrauen, dass Autoren, Herausgeber und Verlag große Sorgfalt darauf verwandt haben, dass diese Angabe **dem Wissensstand bei Fertigstellung des Werkes** entspricht.

Für Angaben über Dosierungsanweisungen und Applikationsformen kann vom Verlag jedoch keine Gewähr übernommen werden. **Jeder Benutzer ist angehalten,** durch sorgfältige Prüfung der Beipackzettel der verwendeten Präparate und gegebenenfalls nach Konsultation eines Spezialisten festzustellen, ob die dort gegebene Empfehlung für Dosierungen oder die Beachtung von Behandlungsindikationen gegenüber der Angabe in diesem Buch abweicht. Eine solche Prüfung ist besonders wichtig bei selten verwendeten Präparaten oder solchen, die neu auf den Markt gebracht worden sind. **Jede Dosierung oder Applikation erfolgt auf eigene Gefahr des Benutzers.** Autoren und Verlag appellieren an jeden Benutzer, ihm etwa auffallende Ungenauigkeiten dem Verlag mitzuteilen.

Geschützte Warennamen (Warenzeichen) werden **nicht** besonders kenntlich gemacht. Aus dem Fehlen eines solchen Hinweises kann also nicht geschlossen werden, dass es sich um einen freien Warennamen handelt.

Das Werk, einschließlich aller seiner Teile, ist urheberrechtlich geschützt. Jede Verwertung außerhalb der engen Grenzen des Urheberrechtsgesetzes ist ohne Zustimmung des Verlages unzulässig und strafbar. Das gilt insbesondere für Vervielfältigungen, Übersetzungen, Mikroverfilmungen und die Einspeicherung und Verarbeitung in elektronischen Systemen.

Inhaltsverzeichnis

1 Einleitung ⋯ 1

2 Kinderwunsch und psychische Störung ⋯ 2

Auswirkungen von Schwangerschaft und Entbindung auf die Prognose der Erkrankung ⋯ 2

Auswirkungen der Erkrankung auf die Entwicklung des Kindes ⋯ 3

Die geplante Schwangerschaft ⋯ 3

Probleme bei einer ungeplanten Schwangerschaft ⋯ 4

Betreuung in der Schwangerschaft und Pränataldiagnostik ⋯ 5

Betreuung um die Geburt ⋯ 6

Medikation und Stillen ⋯ 6

Die Zeit nach der Geburt ⋯ 7

Wichtige Aspekte der Beratung bei Kinderwunsch ⋯ 7

3 Arzneimittel und Schwangerschaft ⋯ 9

Grundsätzliches zum Arzneimittelrisiko in der Schwangerschaft ⋯ 9

Die empfindlichen Phasen in der Schwangerschaft ⋯ 9

Je höher die Dosis desto größer das Risiko? ⋯ 12

Arzneimittelstoffwechsel ⋯ 12

Informationsquellen zum Arzneimittelrisiko ⋯ 13

Risikoklassifizierungen in der Roten Liste ⋯ 14

Fehldeutungen von Risikoklassifizierungen ⋯ 14

Wie lässt sich das Wissen zum Arzneirisiko verbessern? ⋯ 15

Die besondere Verantwortung einer Risikoabschätzung nach bereits erfolgter Arzneiexposition ··· *15*

Schwangerschaftsabbruch wegen Arzneimitteln? ··· *16*

Erweiterte vorgeburtliche Diagnostik nach suspekter Medikation? ··· *17*

Langzeitauswirkungen von Psychopharmaka ··· *17*

Alternative Heilmittel und Phytotherapeutika ··· *18*

Arzneimitteltherapie des Vaters ··· *18*

4 Psychopharmakoprofile ··· *20*

Antipsychotika (Neuroleptika)

- Amisulprid ··· *22*
- Aripiprazol ··· *23*
- Clozapin ··· *24*
- Olanzapin ··· *26*
- Quetiapin ··· *28*
- Risperidon ··· *29*
- Ziprasidon ··· *30*
- Haloperidol ··· *31*

Phasenprophylaktika (Affektstabilisatoren)

- Carbamazepin ··· *32*
- Lamotrigin ··· *34*
- Valproinsäure ··· *36*
- Lithium ··· *38*

Antidepressiva

- Citalopram ··· *40*
- Duloxetin ··· *41*
- Escitalopram ··· *42*
- Fluoxetin ··· *43*
- Mirtazapin ··· *46*
- Paroxetin ··· *47*
- Sertralin ··· *49*
- Reboxetin ··· *50*
- Venlafaxin ··· *51*

- Amitriptylin ⋯ *52*
- Hypericin (Johanniskraut) ⋯ *54*

Sedativa / Anxiolytika / Hypnotika

- Alprazolam ⋯ *55*
- Lorazepam ⋯ *57*
- Zaleplon ⋯ *59*
- Zolpidem ⋯ *60*
- Zopiclon ⋯ *61*
- Diazepam ⋯ *62*

5 Literatur ⋯ *64*

1. Einleitung

Obwohl die Mehrzahl psychisch kranker Frauen zwischen Pubertät und Klimakterium erkrankt, ist der Umgang mit Fragen der Fertilität, Schwangerschaft, Postpartalzeit, Menstruationszyklus und Perimenopause für Psychiater nicht die tägliche Routine. Ob es sich um eine ungeplante Schwangerschaft bei einer psychisch kranken Patientin handelt, die ein Medikament oder möglicherweise sogar mehrere Psychopharmaka nimmt, oder um eine Patientin, die gezielt mit dem Thema Kinderwunsch kommt – häufig fühlt man sich als Psychiater, Gynäkologe oder Hausarzt in Klinik und Praxis von diesen Themen und den Fragen der Patientinnen überfordert. Besonders die Gabe von Psychopharmaka in der Schwangerschaft oder bei stillenden Müttern ist angstbesetzt – sicher nicht zuletzt durch den mittlerweile über 40 Jahre zurückliegenden Contergan-Skandal. Aus dem Gefühl der Fürsorge für die Patientin und das ungeborene Kind resultiert nicht selten eine spontane, nicht immer gut durchdachte Empfehlung, die Medikation im Kontext einer Schwangerschaft abzusetzen oder umzustellen. Nicht selten resultiert daraus eine psychische Destabilisierung der Patientin und im Einzelfall ein katastrophaler weiterer Verlauf der Erkrankung. Ein Vorteil für die frühe Embryonalentwicklung ist ohnehin nicht zu erwarten, wenn erst anlässlich der Feststellung einer Schwangerschaft eine vermeintlich suspekte Medikation abgesetzt wird.

Auf dem eigenen Erfahrungshintergrund der beiden Autoren entstand die Idee, über die leicht zugängliche Internet-Datenbank www.frauen-und-psychiatrie.de die aktuellen Informationen zum Einsatz von Psychopharmaka in der Schwangerschaft und Stillzeit online verfügbar zu machen. Ein besonderes Informationsbedürfnis besteht in der Praxis bezüglich der „neuen" Substanzen, wie den atypischen Neuroleptika oder den modernen Antidepressiva (SSRI, SNRI, NaSSA, NARI); deshalb stehen diese im Mittelpunkt der Internet-Datenbank. Für 29 verschiedene Substanzen sind alle aktuellen Informationen zu Verläufen in der Schwangerschaft, Übergang in die Muttermilch, teratogenen und fetotoxischen Einflüssen, Auswirkungen auf den Menstruationszyklus und Prolaktinspiegel sowie Fragen im Zusammenhang mit der Kontrazeption kompakt und übersichtlich dargestellt. In diesem Buch sind die wichtigsten Informationen aus dem Internetportal kompakt und übersichtlich zusammengefasst.

2. Kinderwunsch und psychische Störung

Der Wunsch nach einem eigenen Kind entsteht bei psychisch kranken Frauen ebenso wie bei gesunden, und zwar quer durch alle Diagnosegruppen. Wenn es sich um eine bewusste Entscheidung zur Gründung einer Familie handelt, denken psychisch erkrankte Frauen allerdings nicht selten intensiv über mögliche Auswirkungen der Medikation und der Erkrankung auf die Entwicklung des Kindes nach. Und es entsteht bei Betroffenen und Angehörigen die Befürchtung, dass sich durch Schwangerschaft und Entbindung die psychische Störung verschlechtern könnte. Gerade solche Frauen benötigen eine qualifizierte Beratung, die alle Aspekte berücksichtigt und eine auf Sachinformationen basierende Nutzen-Risiko-Abwägung möglich macht. Dabei sollte immer der Partner bzw. der zukünftige Vater des Kindes einbezogen werden, da er naturgemäß einen Teil des „Risikos" trägt und auch für die Unterstützung seiner Frau eine große Bedeutung hat.

Auswirkungen von Schwangerschaft und Entbindung auf die Prognose der Erkrankung

Prinzipiell ändert sich durch die Schwangerschaft und eine Entbindung nicht die Prognose einer Erkrankung; Verlauf und Ausgang richten sich nach der Art der Erkrankung. Allerdings besteht nach der Entbindung ein erhöhtes Rezidivrisiko, weil die Entbindung mit ihren vielfältigen somatischen und psychischen Veränderungen in verschiedener Hinsicht ein relevantes Lebensereignis („Live Event") darstellt; es gibt also einen indirekten Einfluss.

Im Gegensatz zur postpartalen Zeit ist das **Rückfallrisiko in der Schwangerschaft** eher gering. Ob eine Schwangerschaft einen positiven Einfluss auf eine psychische Erkrankung und eventuell sogar eine „protektive" Wirkung hat, ist umstritten (Grof et al. 2000). Man kann aber wohl davon ausgehen, dass es kein erhöhtes Risiko einer Erkrankung in der Schwangerschaft gibt im Vergleich zu anderen Zeiten im Leben von Frauen. Am ehesten spielt das Absetzen einer bis dahin erfolgreichen Prophylaxe eine Rolle beim Auftreten von Rezidiven (z. B. für Lithium: Viguera et al. 2000).

Hinsichtlich eines **Rezidivs nach der Entbindung** ist das Risiko sowohl bei Psychosen aus dem schizophrenen Formenkreis als auch bei affektiven

Störungen insgesamt deutlich höher als in der Schwangerschaft; bipolare affektive Störungen haben ein deutlich größeres Rezidivrisiko als bei monopolaren. Wie hoch das Risiko im einzelnen ist, kann unter Berücksichtigung vorhandener Studiendaten zum Verlauf psychischer Erkrankungen nach der Entbindung und der individuellen Vorgeschichte annäherungsweise abgeschätzt werden.

Auswirkungen der Erkrankung auf die Entwicklung des Kindes

Es besteht kein Zweifel daran, dass eine psychische Erkrankung der Mutter Auswirkungen auf die psychische Situation des Kindes hat und möglicherweise auch auf dessen langfristige Entwicklung. Besonders lange Krankheitsphasen und stationäre Aufenthalte sollten deshalb soweit möglich vermieden werden. Bei der Notwendigkeit einer Kliniksaufnahme sollte die so gestaltet werden, dass eine gemeinsame Unterbringung von Mutter und Kind möglich ist. Gerade in den frühen Lebensjahren des Kindes ist eine Unterbrechung bzw. Störung der Mutter-Kind-Bindung von erheblicher Bedeutung. Dies zeigen unter anderem Untersuchungen zu den Auswirkungen einer postpartalen Depression auf die Mutter-Kind-Bindung und dadurch indirekt auf die Entwicklung des Kindes (Brockington 2004). Gerade die möglichen Auswirkungen einer Erkrankung der Mutter auf die Entwicklung des Kindes sollten deshalb bei der Nutzen-Risiko-Abwägung medikamentöse Behandlung oder Absetzen der Medikation gut bedacht werden.

Die geplante Schwangerschaft

Ob für eine geplante Schwangerschaft vorübergehend das Absetzen der Psychopharmaka möglich und sinnvoll ist, muss aufgrund der Vorgeschichte entschieden werden. Bei hohem Rezidivrisiko ist unter Nutzen-Risiko-Abwägung meist eine niedrig dosierte Monotherapie sinnvoller als das Absetzen der Medikation.

Bei der Abwägung „Absetzen der Medikation oder Fortführung in der Schwangerschaft" sind unbedingt eventuelle Auswirkungen einer erneuten Erkrankung zu bedenken (wie etwa Mangelernährung, verstärkter Nikotin- und Alkoholkonsum, Schlafmangel, Folgen produktiv-psychotischer Symptome, Suizidalität etc.). Solche Verhaltensweisen schädigen möglicherweise das Kind mehr als die niedrigstmögliche Dosis der Erhaltungstherapie.

Ist eine Schwangerschaft ungewollt unter Medikation eingetreten, sollte zwar die Notwendigkeit des Absetzens geprüft werden. Allerdings kann ein abruptes oder zu schnelles Absetzen unter Umständen mehr schaden als nutzen, besonders wenn die Schwangerschaft erst gegen Ende des ersten Trimenons festgestellt wird und damit die Organogenese bereits abgeschlossen ist. Angestrebt werden sollte aber in jedem Fall eine Monotherapie.

Informationen zum Risiko von **Teratogenität** und **Fetotoxizität** einzelner Präparate sind weiterführender Literatur (z. B. Schaefer et al. 2006) zu entnehmen. Informationen zu den verschiedenen modernen Antipsychotika (Atypika) und Antidepressiva sowie für Phasenprophylaktika und Anxiolytika / Hypnotika finden sich in Kapitel 4. Informationen über Arzneimittelrisiken in Schwangerschaft und Stillzeit gibt auch das Pharmakovigilanzzentrum für Embryonaltoxikologie in Berlin (s. Seite 21). Nach ausführlicher Beratung über Nutzen und Risiko sollte die Entscheidung über Absetzen oder Fortführung der Medikation von den zukünftigen Eltern getroffen werden. Die praktische Erfahrung zeigt, dass diese Entscheidungen sehr unterschiedlich sein können: Manche Eltern wollen auch das geringste Risiko für ihr Kind ausschließen und entscheiden sich zum Absetzen der Medikation vor der Konzeption, andere Frauen oder auch ihre Partner haben so viel Angst vor einem Krankheitsrezidiv, dass sie sich zur Weiterführung der Behandlung auch in der Schwangerschaft entschließen.

Probleme bei einer ungeplanten Schwangerschaft

Eine ungeplante Schwangerschaft ist für eine psychisch kranke Frau sicher immer eine besondere Herausforderung: neben der Tatsache dass sie sich mit der Frage auseinander setzen muss, ob sie dieses Kind behalten will und kann, kommt in der Regel noch das Problem der bis dahin erfolgten medikamentösen Behandlung hinzu. Nicht selten resultiert die plötzliche und unerwartete Feststellung der Schwangerschaft in der unüberlegten Entscheidung der betroffenen Patientin, ihre Medikamente abzusetzen – weil sie ihrem Kind nicht schaden möchte. Die klinische Erfahrung zeigt, dass solche „Panikreaktionen" auch bei Ärzten vorkommen und dass Patientinnen nicht selten dadurch besonders verunsichert werden, dass der behandelnde Psychiater oder Hausarzt die sofortige Beendigung der Medikation empfiehlt. Dabei wird nicht berücksichtigt, dass zu dem Zeitpunkt, wo üblicherweise eine ungeplante Schwangerschaft festgestellt wird (in der 7., 8., 9. oder noch späteren Schwangerschaftswoche), die wesentlichen Entwicklungsschritte in der embryonalen Entwicklung bereits abgeschlossen sind. Durch das Absetzen wird also der Einfluss der Medikation auf die Organentwicklung nicht mehr verhindert, durch das plötzliche Absetzen aber mit hoher Wahrscheinlichkeit eine Destabilisierung des psychischen Zustandes ausgelöst (Viguera et al. 2002). Abgesehen davon wird in der Regel auch nicht berücksichtigt, dass für die meisten Medikamente (praktisch alle Antipsychotika und Antidepressiva) keinerlei Hinweise auf spezifische teratogene Auswirkungen vorliegen.

Das potenziell bestehende Risiko der Teratogenität einer Medikation ist keine Indikation zum **Schwangerschaftsabbruch**, solange sich keine konkreten Hinweise auf Fehlbildungen ergeben. Unberührt davon bleibt eine eventuell bestehende soziale Indikation für eine Interruptio oder eine eventuelle psychiatrische Indikation wegen einer zu erwartenden schweren psychischen Dekompensation oder einer Verschlechterung des Verlaufes.

Betreuung in der Schwangerschaft und Pränataldiagnostik

Psychisch kranke Patientinnen sollten sowohl psychiatrisch als auch gynäkologisch in der Schwangerschaft besonders gut betreut werden. Es gibt Hinweise darauf, dass psychotische Patientinnen eine höhere Rate von Fehlgeburten, Totgeburten, Frühgeburten und Wachstumsretardierungen aufweisen, wofür möglicherweise die schlechtere Inanspruchnahme von Vorsorgemaßnahmen sowie Nikotin- und Alkoholkonsum in der Schwangerschaft mitverantwortlich sind (Howard et al. 2003).

Patientinnen, die unter Pharmakotherapie schwanger geworden sind oder im ersten Trimenon eine Medikation benötigen, kann bereits in der 13. oder 14. Schwangerschaftswoche (post menstruationem) eine qualifizierte Ultraschalluntersuchung in einem pränataldiagnostischen Zentrum oder einer Schwerpunktpraxis angeboten werden. Bereits in diesem frühen Stadium der Schwangerschaft sind gravierende Organfehlbildungen festzustellen. Aber auch Hinweise auf genetische Störungen (wie etwa Trisomie 21) zeigen sich bereits zu dieser Zeit im hoch auflösenden Ultraschall. Eine weitere Ultraschalluntersuchung („Organschall") folgt dann etwa in der 16. bis 18. SSW. Mit den in Pränataldiagnostik-Zentren zur Verfügung stehenden hochauflösenden Ultraschallgeräten können evtl. aufgetretene Organfehlbildungen und damit auch teratogene Auswirkungen der Medikation frühestmöglich festgestellt werden. Auch nach der 12. Schwangerschaftswoche besteht nach §218 StGB die Möglichkeit zum Schwangerschaftsabbruch, wenn für die Mutter aufgrund der zu erwartenden Behinderung bzw. Erkrankung des Kindes Gesundheitsschäden zu befürchten sind (wie etwa eine schwere psychische Dekompensation).

Betreuung um die Geburt

Wichtig ist der Hinweis an Patientin und Angehörige, dass die Geburt möglichst in einer Geburtsklinik mit angeschlossener **Intensiv-Neonatologie** stattfinden sollte. Dann ist beim Auftreten von Symptomen beim Kind (z. B. Entzugssymptome, Nebenwirkungen der Medikation) jederzeit eine intensive Überwachung möglich, ohne erst eine aufwändige Verlegung des Neugeborenen in eine Kinderklinik und damit auch Trennung von Mutter und Kind veranlassen zu müssen.

Da die Zeit nach der Entbindung das höchste Rezidivrisiko in sich birgt, sollten die Patientin, ihre Angehörigen und die Geburtshelfer darauf gut vorbereitet sein. Eine besonders intensive psychiatrische Betreuung und ggf. eine sofortige Anpassung der Medikation mit Dosiserhöhung und evtl. auch Zugabe vorher bewährter Medikamente sollte gewährleistet sein. Zur guten Vorbereitung gehört auch die gemeinsame Besprechung mit Patientin und Angehörigen bezüglich eventueller „Warnsignale", die Entwicklung eines **„Notfallplans"** mit genauen Absprachen des Vorgehens beim Auftreten erster Symptome, dessen schriftliche Fixierung und Weitergabe an die Patientin, den Geburtshelfer und auch die Hebamme. Auch Absprachen über Unterstützungsmöglichkeiten nach der Geburt gehören dazu.

Medikation und Stillen

Ob eine Patientin stillen kann, muss aufgrund der Akutsituation nach der Entbindung entschieden werden. Auch Frauen mit einer psychischen Vorerkrankung wollen in der Mehrzahl stillen, weil sie ihren Kindern die Schutzeffekte des Stillens und sich selbst diese Erfahrung nicht vorenthalten möchten. Die Bedeutung für eine positive Entwicklung der Mutter-Kind-Bindung ist ebenfalls zu bedenken. Unter einer guten Nutzen-Risiko-Abwägung ist Stillen grundsätzlich mit einer antidepressiven und neuroleptischen Medikation vereinbar. Wichtig ist immer die Einbeziehung des Kinderarztes, der beurteilen kann, ob das Kind gesund ist und ob das Risiko des Stillens unter Medikation vertretbar ist. Dieser sollte in Zweifelsfällen mit dem Pharmakovigilanzzentrum für Embryonaltoxikologie Kontakt aufnehmen.

Die Zeit nach der Geburt

Die Geburt eines Kindes ist auch für gesunde Frauen eine Zeit mit erhöhtem Risiko, psychisch krank zu werden (Kendell et al. 1987); in besonderem Maße betrifft dies aber vorerkrankte Frauen. Die Geburt ist nicht nur als „life event" von Bedeutung; hinzu kommen auch die ausgeprägten hormonellen Umstellungen als Risikofaktor. In den Wochen und Monaten nach der Geburt benötigen psychisch kranke Mütter noch mehr als andere soziale und familiäre Unterstützung. Hilfreich ist in dieser Zeit die verlängerte Hausbetreuung durch eine Hebamme oder auch die Unterstützung durch eine Haushaltshilfe, beide Maßnahmen werden nach entsprechender Verordnung von den gesetzlichen Krankenkassen bezahlt. Auch der Vater des Kindes oder andere Familienangehörige sollten besonders in die Versorgung des Kindes mit einbezogen werden, z. B. um der Mutter einen regelmäßigen Nachtschlaf zu ermöglichen.

Nach der Entbindung besteht nicht nur das Risiko eines Rezidivs der Grunderkrankung; zusätzlich kann natürlich auch eine vorerkrankte Frau eine „ganz normale" postpartale Depression bekommen – von einer erhöhten Vulnerabilität ist sogar auszugehen.

Wichtige Aspekte der Beratung bei Kinderwunsch

Wichtig ist eine sorgfältige Beratung unter Berücksichtigung der bisherigen Erkrankung, Rezidivhäufigkeit, krankheitsauslösender Faktoren, Medikation etc. Angesprochen werden sollten folgende Aspekte, und zwar jeweils vor dem individuellen Hintergrund der Patientin:
- Rezidivgefahr in der Schwangerschaft
- Vorgehen bei bestehender Medikation (Absetzen / Umstellung / Schwangerwerden unter Medikation), jeweils mit Vorzügen und Risiken
- Möglichkeit einer humangenetischen Beratung (familiäres Risiko / Schädigungsrisiko des Kindes durch die Medikation)
- Gynäkologische Überwachung der Schwangerschaft, Pränataldiagnostik
- Psychiatrische Überwachung der Schwangerschaft (engmaschigere Kontakte, häufigere Serumspiegelkontrollen)
- Rezidivgefahr nach der Entbindung, evtl. medikamentöse Prophylaxe
- Später (bei eingetretener Schwangerschaft) konkret Vorbereitung der Geburt, Stillen etc.

Sehr hilfreich bei der Beurteilung ist die Berücksichtigung früherer Informationen, wie z. B. Behandlungsberichte aus stationären Aufenthalten und die Erhebung einer Fremdanamnese (z. B. Information über erste Symptome,

Auslösefaktoren etc.). Es empfiehlt sich auch eine gute Dokumentation des Gespräches, z. B. in einem Befundbericht, in dem die wichtigsten Gesprächsinhalte dargestellt sind. Eine Entscheidung über die Verwirklichung eines bestehenden Kinderwunsches müssen nach ausführlicher Besprechung aller wichtigen Aspekte dann schließlich die betroffene Frau und Ihr Partner treffen. Die Entscheidung durch den behandelnden Arzt („Sie dürfen bei dieser Erkrankung nicht schwanger werden") berücksichtigt nicht das Recht auf **Autonomie der Patientin**. In der Praxis führen solche Aussagen nicht selten zu erheblichem psychischen Druck, da die betroffene Frau im Zwiespalt zwischen Empfehlung des Arztes und ihrem oftmals sehr ausgeprägten Kinderwunsch zerrieben wird.

Die besten Voraussetzungen für die psychische Stabilität der Patientin bestehen bei einer geplanten, gut vorbereiteten Schwangerschaft unter engmaschiger psychiatrischer Betreuung und – falls nötig – mit rascher Anpassung der Medikamente an die jeweils aktuelle psychische Symptomatik.

3. Arzneimittel und Schwangerschaft

Grundsätzliches zum Arzneimittelrisiko in der Schwangerschaft

Riskante Medikamente entfalten ihre Wirkung nicht in jedem Einzelfall. In der Mehrzahl der heute beim Menschen bekannten Teratogene (Fehlbildungen verursachende Substanzen) führt selbst die Anwendung in der Frühschwangerschaft nur zu einer Verdopplung bis Verdreifachung des ohnehin für alle Schwangeren geltenden Spontanrisikos. Dieses Spontanrisiko beträgt etwa 2–3 % und besagt, dass unabhängig von Medikamenten und anderen äußeren Einwirkungen etwa jedes 40. Kind bei der Geburt eine deutlich erkennbare und ggf. korrekturbedürftige Fehlbildung aufweist.

Die Ursachen für angeborene Fehlbildungen liegen nur in wenigen Prozent bei äußeren Faktoren wie Arzneimitteln und anderen Chemikalien (Abb. 1).

Auf der Liste der beim Menschen wirksamen Teratogene steht als einziges Psychopharmakon das Lithium. Allerdings werden ja auch die klassischen Antiepileptika Carbamazepin und Valproinsäure zwischenzeitlich regelmäßig in der Prophylaxe affektiver und schizoaffektiver Störungen eingesetzt. Sie gehören als Antiepileptika zu den am häufigsten auch während der Schwangerschaft verschriebenen Teratogenen.

Die empfindlichen Phasen in der Schwangerschaft

Die Empfindlichkeit des Embryos gegenüber toxischen Einflüssen hängt von seinem Entwicklungsstadium ab (Abb. 2). Vor der Einnistung im Uterus (Präimplantationsphase) ist das Fehlbildungsrisiko offenbar gering. In den ersten zwei Wochen nach der Konzeption wird ein „Alles-oder-Nichts-Gesetz" angenommen. Es besagt: Die zu dieser Zeit noch pluripotenten Zellen können geschädigte Zellen ersetzen und eine ungestörte weitere Entwicklung ermöglichen, oder der toxische Schaden ist so groß, dass die Frucht mit der nächsten Regelblutung abgeht. Die Weiterentwicklung einer in diesem frühen Stadium geschädigten, fehlgebildeten Frucht ist demnach ausgeschlossen. Zumindest tierexperimentelle Ergebnisse lassen allerdings Zweifel an der Allgemeingültigkeit dieser Regel aufkommen. Außerdem können Medikamente mit längerer Halbwertszeit über den Zweiwochenzeitraum hinaus embryotoxische Wirkkonzentrationen aufweisen.

Monogenetische Erkrankungen	20 %
Chromosomale Anomalien	5 %
Anatomische Faktoren Uterusanomalien Zwillingsschwangerschaften Oligohydramnion	2 %
Chemische und physikalische Ursachen Arzneimittel Drogen (insbesondere Alkohol) Hyperthermie ionisierende Strahlung Schadstoffe	4 %
Mütterliche Erkrankungen Diabetes mellitus (nicht normoglykämisch) endemische Hypothyreose Epilepsie (?) Phenylketonurie Listeriose Lues Ringelröteln Röteln Toxoplasmose Varizellen Zytomegalie	4 %
Unbekannte Ursachen spontane Entwicklungsstörungen polygenetische Ursachen Kombination und Interaktion exogener und endogener Faktoren („ecogenetic")	65 %

Abb. 1 Ursachen angeborener Entwicklungsstörungen des Menschen in Prozent (in Anlehnung an Schardein 2000, Nelson 1989).

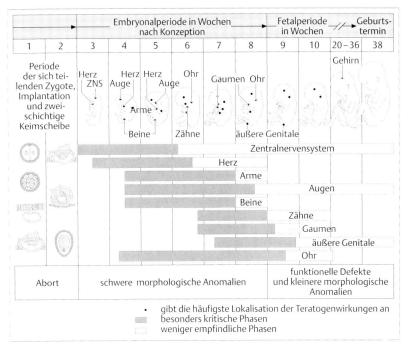

Abb. 2 Die empfindlichen Phasen der Schwangerschaft (nach Schaefer et al. 2001).

Während der Organogenese, auch Embryonalentwicklungsphase genannt, besteht eine besondere Sensibilität gegenüber toxischen Einwirkungen. In diesem Zeitraum, beim Menschen sind das etwa die Tage 15–60 nach der Befruchtung, werden Fehlbildungen am ehesten ausgelöst.

In der Fetalphase, während der Entwicklung der Gewebe (Histogenese) und der anschließenden Reifung der Organfunktionen, nimmt die Empfindlichkeit wieder ab. In diesem Zeitraum (2. und 3. Trimenon) können toxische Stoffe wie Alkohol, Blei, Methylquecksilber und Organochlorverbindungen zu Funktionsstörungen, z. B. Intelligenzdefiziten und Verhaltensauffälligkeiten, führen. Andere Noxen, die wie Kokain perfusionsmindernd wirken, können so genannte Disruptionsfehlbildungen verursachen und Angiotensin-converting-enzyme(ACE)-Hemmstoffe und „Sartane" sind in der Lage, ein Nierenversagen beim Feten auszulösen.

Je höher die Dosis desto größer das Risiko?

In der Pränataltoxikologie gelten Dosis-Wirkungs-Beziehungen wie auch sonst in der Pharmakologie und Toxikologie. Niedrige Dosen schädigen weder Embryo noch Mutter. Erst nach Überschreiten einer für die Spezies (das Individuum) und die jeweilige Substanz spezifischen Schwellendosis sind teratogene Effekte möglich. Bei höheren Dosen kann die Frucht absterben, und bei der Mutter können toxische Wirkungen auftreten. Es ist natürlich von praktischer Bedeutung, ob embryotoxische Schäden bereits innerhalb des therapeutischen Dosisbereiches zu erwarten sind. Bisher ist kein teratogenes Medikament bekannt, bei dem die toxische Schwellendosis innerhalb des empfohlenen therapeutischen Dosisrahmens liegt, d. h. bei dem man sich durch Weglassen von z. B. einer Tablette pro Tag nachweisbar vom riskanten in den sicheren Sektor der Exposition bewegt. Dennoch sollte als praktische Konsequenz der Dosis-Wirkungs-Regel die Dosis (von potentiell riskanten) Medikamenten immer so niedrig wie möglich gewählt werden. Natürlich muss dabei beachtet werden, dass der therapeutische Effekt noch ausreichend ist.

Arzneimittelstoffwechsel

In der Schwangerschaft verläuft der Arzneimittelstoffwechsel komplizierter als sonst. Die wirksamen Konzentrationen eines Medikamentes oder seiner Metaboliten im embryonalen Organismus werden u. a. von Aufnahme, Verteilung, Verstoffwechselung und Ausscheidung bei der Mutter beeinflusst. Die Veränderungen pharmakokinetischer Parameter bei der Mutter während der Schwangerschaft sind in Abb. 3 zusammengefasst.

Von den meisten Medikamenten finden sich auf der fetalen Seite der Plazenta zwischen 20 und 80 % der mütterlichen Konzentration. Dieser Gradient von der Mutter zum Feten ist u. a. Folge des von der Plazentaperfusion, der materno-fetalen pH-Differenz und den Arzneieigenschaften abhängigen plazentaren Transfers sowie des plazentaren und fetalen Arzneimittelstoffwechsels (Loebstein 1997). Es gibt allerdings kaum Angaben zur Situation in der Frühschwangerschaft, da fast alle kinetischen Untersuchungen den reifen Feten bzw. die Verhältnisse unter der Geburt wiedergeben.

Eine niedrige Molekularmasse unter 600–800 begünstigt die Plazentapassage. Die meisten Arzneimittel fallen hierunter. Nur der nicht proteingebundene Anteil des jeweiligen Arzneimittels kann die Plazenta überwinden.

Absorption
gastrointestinale Motilität	↓
Lungenfunktion	↑
Hautdurchblutung	↑

Verteilung
Plasmavolumen	↑
Körperwasser	↑
Plasmaproteine	↓
Fettmasse	↑

Metabolismus
Leberaktivität	↑↓

Exkretion
glomeruläre Filtration	↑

Abb. 3 Veränderungen der Arzneimittelkinetik in der Schwangerschaft (nach Loebstein 1997).

Entscheidend für toxische Wirkungen beispielsweise am ZNS ist neben einer generell möglichen Anreicherung im Feten die bevorzugte Durchblutung des Gehirns und die noch nicht entwickelte Blut-Hirn-Schranke.

Informationsquellen zum Arzneimittelrisiko

Fast 50 Jahre nach Contergan kann man ein eher positives Fazit zum Arzneimittelrisiko in der Schwangerschaft ziehen: Es wurden keine Medikamente gefunden, die in ähnlicher Weise mit ihrer starken teratogenen Wirkung überraschten wie Contergan. (Die ebenfalls ausgeprägten embryotoxischen Eigenschaften der später eingeführten Retinoide – Vitamin-A-Säure-Präparate – gegen Akne und Schuppenflechte waren vor der Marktzulassung aus Tierversuchen bekannt.)

Generell lassen sich die Verträglichkeit bzw. das Ausmaß möglicher Schädigung im therapeutischen Dosisbereich beim Menschen nicht verlässlich aus Tierversuchen, sondern erst nach Markteinführung durch Auswertung von Patientendaten abschätzen.

Sowohl bei Ärzten als auch bei Patientinnen besteht auch heute noch eine große Unsicherheit bei der Einschätzung des Arzneimittelrisikos. Sowohl übertriebene Furcht als auch Unterschätzung möglicher Risiken sind zu beobachten.

Die den Ärzten primär zur Verfügung stehenden Informationsquellen sind Produktinformationen der Arzneimittelhersteller sowie Pharmakologie- bzw. Therapiehandbücher.

Verschiedentlich ist versucht worden, auf der Grundlage epidemiologischer und tierexperimenteller Daten Arzneimittel hinsichtlich ihres entwicklungstoxischen Potenzials zu klassifizieren.

Risikoklassifizierungen in der Roten Liste

In der Roten Liste wird eine Einstufung in 11 mit „Gr" (Gravidität) bezeichneten „Chiffren" verwendet. Die Chiffren Gr 4 bis Gr 6 beispielsweise bezeichnen Medikamente, für die keine ausreichenden Erfahrungen beim Menschen vorliegen und bei denen deshalb ersatzweise tierexperimentelle Daten für eine Risikobewertung herangezogen werden. In diese Gruppe gehören die meisten Arzneimittel. Wahrscheinlich besitzt die überwiegende Mehrheit dieser Stoffe beim Menschen kein embryotoxisches Potenzial. Medikamente, die postpartal Funktionsstörungen, z. B. Entzugssymptome, verursachen können, werden in der Roten Liste mit „Gr 9" bezeichnet.

Fehldeutungen von Risikoklassifizierungen

Formelhaft verkürzte Angaben in den o. g. Quellen vermitteln in der Regel keinen differenzierten Eindruck vom Arzneimittelrisiko; insbesondere die Herstellerinformationen sind von haftungsrechtlichen Erwägungen geprägt.

In der Praxis resultiert daraus häufig eine Überschätzung des realen Risikos mit der Folge, dass
- notwendige Behandlungen unterbleiben oder abgebrochen werden
- nach bereits erfolgter Therapie erwünschte und intakte Schwangerschaften abgebrochen werden
- bei erforderlicher Behandlung Frauen von einer gewünschten Schwangerschaft abgeraten wird oder
- überzogene Diagnostik aus Furcht vor vermeintlicher Arzneimittelschädigung praktiziert wird.

Auf der anderen Seite kann der Mangel an qualifizierter Information auch zum Einsatz von unzureichend erprobten oder riskanten Arzneimitteln mit einem erhöhten Fehlbildungsrisiko führen.

Fehlentscheidungen beider Art verursachen nicht nur unnötiges Leiden, sondern auch immense vermeidbare Kosten.

Um derartige Fehlentscheidungen zu vermeiden, sollten nur einschlägige Fachliteratur oder Informationszentren für eine Therapieauswahl und das Risikomanagement nach erfolgter Exposition zu Rate gezogen werden (Briggs et al. 2005, Schaefer et al. 2006, Schardein 2000).

Wie lässt sich das Wissen zum Arzneirisiko verbessern?

Auch wenn für die Mehrzahl heute verfügbarer Medikamente im therapeutischen Dosisbereich bisher kein Risiko erkannt wurde, ist eine Unbedenklichkeitserklärung kaum möglich. Zu den meisten Arzneimitteln liegen die für eine abschließende Risikobewertung erforderlichen Daten nicht vor, nämlich kontrollierte epidemiologische Untersuchungen mit ausreichend großen Fallzahlen.

Aus ethischen Gründen verbieten sich klinische Prüfungen zu Arzneimittelwirkungen und Nebenwirkungen bei Schwangeren. Daher sind die Dokumentation und Auswertung spontan erfasster Arzneimittelanwendungen bei Schwangeren unerlässlich. Betreuende Gynäkologen, Psychiater und Kollegen anderer Fachrichtungen können durch Meldung von exponierten Schwangerschaften an das Pharmakovigilanz- und Beratungszentrum für Embryotoxikologie in Berlin (ggf. auch über das Internetportal www.frauen-und-psychiatrie) zur Verbesserung der Kenntnislage beitragen. Bis auf wenige Ausnahmen führen weder Hersteller noch Aufsichtsbehörden eine systematische Beobachtung (post-marketing surveillance) auf diesem Gebiet durch.

Diese Lücke füllen embryonaltoxikologische (teratologische) Informationszentren wie das in Berlin. Sie registrieren den Schwangerschaftsverlauf nach Einnahme problematischer und unzureichend untersuchter Arzneimittel, werten die Daten aus und leisten somit einen Forschungsbeitrag zum vorgeburtlichen Arzneimittelrisiko. Die Kooperation dieser Einrichtungen in Europa und Nordamerika ermöglicht ein „Frühwarnsystem" zur Aufdeckung neuer Teratogene und zur Prüfung aufkommender Verdachtsmomente.

Die besondere Verantwortung einer Risikoabschätzung nach bereits erfolgter Arzneiexposition

Nach bereits erfolgter Exposition während einer bestehenden Schwangerschaft muss der Schwangeren ggf. eine individuelle Risikoabschätzung angeboten werden, in schwierigen Fällen sind dafür qualifizierte Institutionen zu konsultieren. Eine potenziell riskante Exposition ist genauso ernst zu nehmen wie eine spezielle genetische Disposition in der Familie. Die fundierte individuelle Risikoabschätzung kann unnötige Ängste, nicht erforderliche diagnostische Eingriffe, Abbruch einer eigentlich gewünschten und intakten Schwangerschaft oder auch die Exazerbation einer Erkrankung wegen des Absetzens einer wirksamen Therapie oder Prophylaxe verhindern.

Die Beratung nach einer Behandlung erfordert sowohl bei der Interpretation einschlägiger Literaturangaben als auch im Umgang mit der Patientin ein anderes Vorgehen als die Planung einer Therapie. Die letztgenannte Situation ist im Allgemeinen einfacher, da in Ruhe das passende Medikament ausgewählt werden kann. Wurde jedoch schon mit einer Behandlung begonnen, so ist die Schwangere häufig besorgt oder in großer Angst wegen einer möglichen Schädigung ihres Kindes. Dieser wichtige Unterschied ist unbedingt zu berücksichtigen, weil unklare Fachinformationen die Angst einer werdenden Mutter eher vergrößern, als aufklärend und beruhigend auf sie zu wirken. Tierexperimentelle Ergebnisse oder unbestätigte Einzelfallbeobachtungen beim Menschen sollten im Patientengespräch nicht erwähnt werden, weil solche unsicheren Informationen üblicherweise die Patientin noch stärker verunsichern. Wichtig ist bei der Nutzen-Risiko-Abwägung immer die Berücksichtigung eventuell zu erwartender negativer Auswirkungen auf die Schwangere und das ungeborene Kind, wenn es wegen Umstellung bzw. Absetzen der Medikation zum Krankheitsrezidiv kommt (und dann möglicherweise viel höhere Medikamentengaben erforderlich sind).

Schwangerschaftsabbruch wegen Arzneimitteln?

Zu tragischen Fehlentscheidungen kommt es, wenn die Klassifizierung eines Medikamentes als „unzureichend untersucht", „tierexperimentell verdächtig" oder „kontraindiziert in der Schwangerschaft" zum Anlass genommen wird, eine gewünschte Schwangerschaft abzubrechen.

Bei der Risikobewertung zeigt sich in den meisten Fällen, dass auch nach Einnahme zu meidender oder kontraindizierter Medikamente keineswegs ein risikobegründeter Abbruch einer unkomplizierten und gewünschten Schwangerschaft diskutiert werden muss, weil kein konkretes Risiko besteht. Eine embryopathische Indikation gibt es nach geltendem Recht ohnehin nicht mehr. Heute geht die psychische und körperliche Zumutbarkeit für die Mutter in die Argumentation ein. Eine solche Entscheidung sollte nur bei Feststellung einer Schädigung des Kindes in der Ultraschallfeindiagnostik in Erwägung gezogen werden.

Erweiterte vorgeburtliche Diagnostik nach suspekter Medikation?

Zusätzliche Vorsorgeuntersuchungen wie Ultraschallfeindiagnostik können die normale Entwicklung des Feten bestätigen. Zum Programm der erweiterten Diagnostik nach Einnahme potentiell teratogener Substanzen gehören normalerweise keine invasiven Maßnahmen wie intrauterine Nabelgefäßpunktion, Amniozentese oder Chorionzottenbiosie mit Chromosomenanalyse.

Zusammenfassend gibt es kein Medikament, bei dem in therapeutischen Dosen das epidemiologisch ermittelte embryotoxische Risiko den Abbruch einer gewünschten und intakten Schwangerschaft ohne weitere Pränataldiagnostik rechtfertigt.

Langzeitauswirkungen von Psychopharmaka

Langzeitauswirkungen von Arzneimitteln in der Schwangerschaft (und Stillzeit) sind bis auf einige Ausnahmen beispielsweise bei einigen Antidepressiva, klassischen Antiepileptika und bei harten Drogen kaum untersucht. Gerade ZNS-wirksamen Medikamenten wie auch den Psychopharmaka kann man unterstellen, dass das fetale und kindliche ZNS – jenseits von der Entstehung morphologischer Fehlbildungen – in seiner funktionellen Entwicklung gestört werden könnte mit dem Ergebnis erst später zutage tretender Verhaltensauffälligkeiten, intellektueller Defizite usw. Bisher liegen jedoch keine nennenswerten diesbezüglichen Hinweise für die länger eingeführten Präparate vor. Derartige Zusammenhänge sind jedoch auch nicht leicht nachweisbar, da die psychosoziale Situation nach der Geburt (und ggf. auch schon davor), d. h. insbesondere die Interaktion zwischen (erkrankter) Mutter und Kind, die Entwicklung des Kindes beeinflusst. Eine Differenzierung zwischen Arzneimittelwirkung und der des sozialen Umfeldes ist also ausgesprochen schwierig.

Darüber hinaus ist noch gar nicht abzusehen, welche Auswirkungen in dieser Hinsicht die zunehmende Verbreitung atypischer Neuroleptika haben wird, deren Vorteile bessere Verträglichkeit und geringere Einschränkungen der Fertilität sind. Es ist also damit zu rechnen, dass zunehmend psychotisch erkrankte Frauen Kinder gebären, die in einem entsprechenden psychosozialen Umfeld aufwachsen (McKenna et al. 2004).

Alternative Heilmittel und Phytotherapeutika

Alternative Heilmittel und Phytotherapeutika sind hinsichtlich ihrer Verträglichkeit in der Schwangerschaft nicht systematisch untersucht. Es liegen jedoch keine Fallberichte über teratogene Schädigungen bei Einhalten der empfohlenen Dosierungen vor. Diese sind zumindest bei Homöopathika auch nicht zu erwarten. Gegen Akupunktur ist ebenfalls nichts einzuwenden, wenn diese fachkundig und unter Berücksichtigung der Schwangerschaft praktiziert wird.

Bei Phytotherapeutika müssen therapeutische Dosen eingehalten, und Teezubereitungen sollten nicht exzessiv genossen werden. Die Unbedenklichkeit pflanzlicher Präparate, insbesondere in hohen Dosen, ist nicht erwiesen. Nichtalkoholische Zubereitungen sind, falls möglich, zu bevorzugen.

Zu den nicht selten auch von Schwangeren eingenommenen Mitteln gehören Baldrian, Hopfen, Ginkgo biloba zur Besserung der zentralen Durchblutung, Ginseng zur Leistungssteigerung, Agnus castus (Mönchspfeffer, Keuschlamm) bei gynäkologischen Indikationen, und Hypericin bzw. Johanniskraut bei depressiver Verstimmung. Insbesondere das häufig gefragte Johanniskraut kann auch bei Schwangeren und Stillenden durchaus als Alternative zur „klassischen" antidepressiven Therapie bei mäßig ausgeprägter Symptomatik betrachtet werden. Allerdings muss darauf hingewiesen werden, dass auch hierfür keine kontrollierten Studien oder größere Fallserien vorliegen.

Arzneimitteltherapie des Vaters

Systematische Untersuchungen zu möglichen Folgen der Wirkung einer Arzneimitteltherapie des Vaters auf das werdende Kind liegen nicht vor. Untersuchungen über eine frühere Behandlung des Vaters selbst mit Zytostatika lassen – bei Erhalten der oder wieder hergestellter Fertilität – kein erhöhtes Fehlbildungsrisiko erkennen. Wurde der Vater hingegen unmittelbar vor oder zum Zeitpunkt der Konzeption oder während der Schwangerschaft mit toxischen Arzneistoffen behandelt, wäre eine geno-toxische oder paternal teratogene Schädigung des Embryos theoretisch denkbar. Diese könnte über eine Veränderung der Erbinformation in den reifen Spermatozyten oder durch kontaminierte Spermaflüssigkeit auf den Embryo einwirken (Spielmann 1987). Außerdem ist eine Störung der Meiose vorstellbar, die chromosomale Aberrationen begünstigt. Klinisch gibt es bisher allerdings keine Verdachtsmomente, die es rechtfertigen würden, eine „paternal exponierte" Schwangerschaft abzubrechen. Es bleibt die Frage, ob die Chromosomenanalyse bzw. eine Amniozentese nach einer zytotoxischen Therapie des Vaters indiziert ist. Mehrheitlich wird das derzeit als nicht begründet angesehen, da vorliegende Ergebnisse keine signifikante Häufung von Chromosomenanomalien offenbaren. Dennoch ist man noch weit von einer fundierten Beurteilung paternaler Risiken entfernt.

4. Psychopharmakoprofile

Das folgende Kapitel befasst sich mit den Auswirkungen ausgewählter Psychopharmaka auf den Menstruationszyklus, die weibliche Fertilität, die Entwicklung des Embryos bzw. Feten, Interaktionen mit hormonellen Kontrazeptiva und Verträglichkeit in der Stillzeit. Die Auswahl der Psychopharmaka beschränkt sich auf „moderne", heute relativ weit verbreitete Mittel und eine „klassische" Substanz der jeweiligen Indikationsgruppe als „Referenzsubstanz".

Antipsychotika (Neuroleptika)

- Amisulprid
- Aripiprazol
- Clozapin
- Olanzapin
- Quetiapin
- Risperidon
- Ziprasidon
- Haloperidol

Phasenprophylaktika (Affektstabilisatoren)

- Carbamazepin
- Lamotrigin
- Valproinsäure
- Lithium

Antidepressiva

- Citalopram
- Duloxetin
- Escitalopram
- Fluoxetin

- Mirtazapin
- Paroxetin
- Sertralin
- Reboxetin
- Venlafaxin
- Amitriptylin
- Hypericin (Johanniskraut)

Sedativa | Anxiolytika | Hypnotika

- Alprazolam
- Lorazepam
- Zaleplon
- Zolpidem
- Zopiclon
- Diazepam

Individuelle Risikoabschätzungen zur Anwendung in Schwangerschaft und Stillzeit auf der Basis der aktuellen Datenlage können Sie im Pharmakovigilanz- und Beratungszentrum für Embryonaltoxikologie, Berlin, erhalten. Bitte füllen Sie dafür unseren Fragebogen aus (unter www.embryotox.de) und schicken uns diesen zurück. Dies geht auch als email-Anhang, per Fax oder mit der Post. Zur Klärung noch offener Fragen und zur Beratung rufen Sie uns dann am nächsten Werktag zwischen 9:00 und 16:00 Uhr unter 030 – 30308111 an. Wenn Sie uns den ausgefüllten Fragebogen per Post zugeschickt haben, rufen Sie uns am Tag nach der erwarteten Zustellung an.

Bitte teilen Sie uns die Schwangerschaft Ihrer Patientin mit!
Nur dadurch besteht die Möglichkeit, die vorhandenen Informationen zu den einzelnen Präparaten zu erweitern. Auch wenn Sie keine Beratung brauchen, bitten wir Sie, das Einverständnis der Patientin vorausgesetzt, uns über eine Psychopharmaka-Therapie bei einer Schwangeren zu informieren. Den weiteren Verlauf möchten wir später dann per Fragebogen oder mittels Telefoninterview erfragen. Außerdem bitten wir um Meldung von Neugeborenen/Kindern mit Entwicklungsstörungen, die während der Schwangerschaft mit Psychopharmaka exponiert waren.

Eine Eingabemöglichkeit finden sie unter www.frauen-und-psychiatrie.de oder Meldung direkt an:
Pharmakovigilanz- und Beratungszentrum für Embryonaltoxikolgie
Spandauer Damm 130, Haus 10, 14050 Berlin
email: mail@embryotox.de, Fax: 030-30308122

Amisulprid

Präparate	**Solian®**
Menstruationszyklus und Fertilität	Prolaktinerhöhung könnte Fertilität herabsetzen, evtl. Zyklusstörungen.
Verhütung	Besonders beim Umsetzen von einem klassischen Neuroleptikum (Phenothiazine, Butyrophenone wie Haloperidol) muss mit einer ungeplanten Schwangerschaft gerechnet werden, da durch den geringeren Einfluss auf den Prolaktinspiegel im Vergleich zu den klassischen Neuroleptika die Fertilität steigen kann. Daher an Kontrazeption denken. Keine Wechselwirkung mit Kontrazeptiva bisher bekannt.
Auswirkungen auf die vorgeburtliche Entwicklung	Nur Einzelfallberichte vorliegend, die bisher keine spezifische Teratogenität erkennen lassen, aber unzureichend für eine differenzierte Risikobewertung sind.
Auswirkungen um die Geburt herum	Unzureichende Datenlage.
Erforderliche Maßnahmen während der Schwangerschaft	Hochauflösender Ultraschall zur Bestätigung einer unauffälligen fetalen Entwicklung. Im Übrigen sorgfältige Schwangerschaftsüberwachung und engmaschige psychiatrische Kontakte, um rechtzeitig Krisen bei der Mutter und Entwicklungskomplikationen beim Feten (Frühgeburtsbestrebungen, Wachstumsretardierung) begegnen zu können.
Stillzeit	Unzureichende Datenlage.
Zusammenfassende Empfehlung zur Anwendung in Schwangerschaft und Stillzeit	Im Falle einer versehentlichen oder zwingend erforderlichen Behandlung in der Frühgravidität ist ein Schwangerschaftsabbruch nicht indiziert, jedoch hochauflösender Ultraschall zur Bestätigung einer unauffälligen fetalen Entwicklung. Stillen bei Monotherapie und guter Beobachtung des Kindes unter Vorbehalt akzeptabel. Individuelle Risikoabschätzung einer Anwendung in Schwangerschaft und Stillzeit im Zentrum für Embryonaltoxikologie.

Aripiprazol	
Präparate	Abilify®
Menstruationszyklus und Fertilität	Nach bisherigen Erfahrungen tendenziell Prolaktinabnahme, daher keine prolaktinerge Fertilitätseinschränkung zu erwarten.
Verhütung	Besonders beim Umsetzen von einem klassischen Neuroleptikum (Phenothiazine, Butyrophenone wie Haloperidol) muss mit einer ungeplanten Schwangerschaft gerechnet werden, da der unter Aripiprazol tendenziell eher sinkende Prolaktinspiegel im Vergleich zu den klassischen Neuroleptika die Fertilität erhöhen kann. Daher an Kontrazeption denken. Keine Wechselwirkung mit Kontrazeptiva bisher bekannt.
Auswirkungen auf die vorgeburtliche Entwicklung	Bisher liegen keine ausreichenden Erfahrungen beim Menschen vor, die Aussagen zum teratogenen Potenzial erlauben. Da bei den anderen atypischen Neuroleptika bisher keine ernsthaften Hinweise auf embryotoxische Schäden vorliegen, ist ein hohes Risiko beim Aripiprazol nicht wahrscheinlich. Tierexperimentell wurden bei Ratten Zwerchfellhernien und bei Kaninchen kleinere Skelettanomalien beobachtet.
Auswirkungen um die Geburt herum	Unzureichende Datenlage.
Erforderliche Maßnahmen während der Schwangerschaft	Hochauflösender Ultraschall zur Bestätigung einer unauffälligen fetalen Entwicklung. Im übrigen sorgfältige Schwangerschaftsüberwachung und engmaschige psychiatrische Kontakte, um rechtzeitig Krisen bei der Mutter und Entwicklungskomplikationen beim Feten (Frühgeburtsbestrebungen, Wachstumsretardierung) begegnen zu können.
Stillzeit	Unzureichende Datenlage.
Zusammenfassende Empfehlung zur Anwendung in Schwangerschaft und Stillzeit	Bei Planung einer Schwangerschaft besser erprobte Neuroleptika vorziehen. Im Falle einer dennoch erfolgten Behandlung in der Frühgravidität ist ein Schwangerschaftsabbruch nicht indiziert, jedoch hochauflösender Ultraschall zur Bestätigung einer unauffälligen fetalen Entwicklung. Stillen bei Monotherapie und guter Beobachtung des Kindes unter Vorbehalt akzeptabel. Individuelle Risikoabschätzung einer Anwendung in Schwangerschaft und Stillzeit im Zentrum für Embryonaltoxikologie.

	Clozapin
Präparate	Leponex®, Generika
Menstruationszyklus und Fertilität	Menstruationszyklus und Fertilität sind im Gegensatz zu den klassischen Neuroleptika kaum beeinträchtigt, weil Clozapin den Prolaktin-Spiegel kaum und wenn dann nur vorübergehend erhöht.
Verhütung	Besonders beim Umsetzen von einem klassischen Neuroleptikum (Phenothiazine, Butyrophenone wie Haloperidol) muss mit einer ungeplanten Schwangerschaft gerechnet werden, da durch den geringeren Einfluss auf den Prolaktinspiegel im Vergleich zu den klassischen Neuroleptika die Fertilität steigen kann. Daher Kontrazeption sicherstellen. Bisher keine Wechselwirkung mit Kontrazeptiva bekannt.
Auswirkungen auf die vorgeburtliche Entwicklung	Hinweise auf typische Fehlbildungen ergeben sich aus den bisher bekannten Verläufen von weit über 100 Schwangerschaften nicht (McKenna 2005, Gentile 2004, Stoner 1997, Waldman 1993, Lieberman 1992, eigene Erfahrungen). Die Fallzahlen sind allerdings zu gering, um ein teratogenes Risiko mit Sicherheit auszuschließen.
Auswirkungen um die Geburt herum	Es ist nicht auszuschließen, dass Clozapin wie beim erwachsenen Patienten auch die Blutbildung beim Feten beeinträchtigen kann. Allerdings gibt es bisher keine Hinweise auf ein nennenswertes pränatal induziertes Agranulozytose-Risiko. Ein Fallbericht beschreibt eine eingeschränkte fetale Herzfrequenzvariabilität am Ende der Schwangerschaft (Yogev 2002). Eine Sedierung des Neugeborenen ist nicht auszuschließen, manche Autoren empfehlen daher eine Dosisreduktion am Ende der Schwangerschaft (Barnas et al. 1994).
Erforderliche Maßnahmen während der Schwangerschaft	Eine Therapie im ersten Trimenon rechtfertigt weder einen Schwangerschaftsabbruch noch invasive Diagnostik. Die normale morphologische Entwicklung des Feten sollte jedoch mittels Ultraschallfeindiagnostik bestätigt werden. Im Übrigen sorgfältige Schwangerschaftsüberwachung und engmaschige psychiatrische Kontakte, um rechtzeitig Krisen bei der Mutter und Entwicklungskomplikationen beim Feten (Frühgeburtsbestrebungen, Wachstumsretardierung) begegnen zu können.

Clozapin (Fortsetzung)

Stillzeit	In einem Fall wurde unter einer täglichen Dosis von 50 mg/Tag nach der Geburt in der ersten Milch eine Konzentration von 63,5 µg/l gemessen, der mütterliche Serumwert lag bei 14,7 µg/l. Eine Woche später, unter einer Dosis von 100 mg/Tag, war die Medikamentenkonzentration in der Milch auf 115,6 µg/l gestiegen, daraus errechnet sich etwa 1 % der mütterlichen gewichtsbezogenen Dosis für das Kind (Barnas et al. 1994), von der ein nennenswertes toxisches Risiko für das gestillte Kind nicht zu erwarten ist. Allerdings wurde in zwei vom Hersteller gesammelten Fallberichten über Schläfrigkeit der unter Clozapin gestillten Kinder berichtet, eine Mutter nahm täglich 150 mg, die andere 12,5 mg plus 3 mg Flupentixol.
Zusammenfassende Empfehlung zur Anwendung in Schwangerschaft und Stillzeit	Clozapin sollte aufgrund der immer noch unzureichenden Datenlage Schwangeren und Stillenden nur dann verordnet werden, wenn besser erprobte klassische Neuroleptika keinen vergleichbaren Therapieerfolg erwarten lassen oder schlechter vertragen werden. Hochauflösender Ultraschall zur Bestätigung einer unauffälligen fetalen Entwicklung. Stillen bei Monotherapie und guter Beobachtung des Kindes unter Vorbehalt akzeptabel. Individuelle Risikoabschätzung einer Anwendung in Schwangerschaft und Stillzeit im Zentrum für Embryonaltoxikologie.

Olanzapin	
Präparate	Zyprexa®
Menstruationszyklus und Fertilität	Menstruationszyklus und Fertilität sind im Gegensatz zu den klassischen Neuroleptika kaum beeinträchtigt, weil Olanzapin den Prolaktin-Spiegel nur in geringem Maße und nur vorübergehend erhöht (Crawford et al. 1997).
Verhütung	Besonders beim Umsetzen von einem klassischen Neuroleptikum (Phenothiazine, Butyrophenone wie Haloperidol) muss mit einer ungeplanten Schwangerschaft gerechnet werden, da durch den geringeren Einfluss auf den Prolaktinspiegel im Vergleich zu den klassischen Neuroleptika die Fertilität steigen kann. Daher Kontrazeption sicherstellen. Keine Interaktion mit gängigen Kontrazeptiva bekannt.
Auswirkungen auf die vorgeburtliche Entwicklung	Olanzapin hat sich tierexperimentell bei Ratten und Kaninchen nicht als teratogen erwiesen. Der Übergang von Olanzapin zum Feten wurde auch beim Menschen nachgewiesen. Etwa 200 Schwangerschaften wurden inzwischen dokumentiert, aus denen sich keine Hinweise auf embryo- oder fetotoxische Effekte ergeben haben (McKenna 2005, Levinson und Zipursky 2003, Mendhekar et al. 2002, Biswas et al. 2001, Malek-Ahmadi 2001, Nagy et al. 2001, Neumann und Frasch 2001, Goldstein et al. 2000, Kirchheiner et al. 2000, eigene Daten).
Auswirkungen um die Geburt herum	Nach Anwendung bis zum Ende der Schwangerschaft wurden Sedierung und anhaltender Ikterus bei einem Säugling im Zusammenhang mit der mütterlichen Olanzapin-Einnahme diskutiert (Goldstein et al. 2000). Bei drei retrospektiv erfassten Kindern, deren Mütter bis zur Geburt behandelt wurden, traten in der Neonatalzeit Krampfanfälle auf (Goldstein et al. 2000, eigene Erfahrungen). Da unter den prospektiv dokumentierten Fällen derartiges nicht beobachtet wurde, ist ein hohes Krampfrisiko sicher nicht gegeben. Ein Zusammenhang kann aber nicht ausgeschlossen werden, und wo immer möglich sollte in den Tagen vor Geburt die Dosis verringert werden. Die lange Halbwertszeit von etwa 30 Stunden und noch nicht voll entwickelte Exkretionsleistung beim Neugeborenen könnten derartige toxische Wirkungen begünstigen.

Olanzapin (Fortsetzung)

Erforderliche Maßnahmen während der Schwangerschaft	Eine Therapie im ersten Trimenon rechtfertigt weder einen Schwangerschaftsabbruch noch invasive Diagnostik. Die normale morphologische Entwicklung des Feten sollte jedoch mittels Ultraschallfeindiagnostik bestätigt werden. Olanzapin kann den Blutzuckerspiegel erhöhen, ein Gestationsdiabetes sollte ausgeschlossen werden. Im übrigen sorgfältige Schwangerschaftsüberwachung und engmaschige psychiatrische Kontakte, um rechtzeitig Krisen bei der Mutter und Entwicklungskomplikationen beim Feten (Frühgeburtsbestrebungen, Wachstumsretardierung) begegnen zu können.
Stillzeit	Die Messdaten bei 7 untersuchten Mutter-Kind-Paaren ergaben durchschnittlich ca. 1 % der mütterlichen gewichtsbezogenen Dosis für das Kind, die Serumkonzentration bei den unauffälligen Kindern lag unter der Nachweisgrenze (Gardiner 2003). Ein weiterer Fallbericht beschreibt ein unauffälliges Kind, dessen Mutter in die Stillzeit hinein 10 mg/Tag Olanzapin einnahm. Im Serum des Kindes war 2 und 6 Wochen nach der Geburt keine wirksame Substanz nachweisbar (< 2 ng/ml; Kirchheiner et al. 2000). Ein weiteres Kind, dessen Mutter neben anderen Psychopharmaka auch 10 mg/Tag Olanzapin seit der 2. Schwangerschaftshälfte einnahm, war ebenfalls unauffällig (Goldstein et al. 2000). Weitere unauffällige Kinder wurden von den Autoren beobachtet.
Zusammenfassende Empfehlung zur Anwendung in Schwangerschaft und Stillzeit	Olanzapin ist derzeit das vergleichsweise am besten untersuchte atypische Neuroleptikum. Dennoch sollte dieses Mittel aufgrund der immer noch unzureichenden Datenlage Schwangeren und Stillenden nur dann verordnet werden, wenn besser erprobte klassische Neuroleptika keinen vergleichbaren Therapieerfolg erwarten lassen oder schlechter vertragen werden. Stillen bei Monotherapie und guter Beobachtung des Kindes akzeptabel. Individuelle Risikoabschätzung einer Anwendung in Schwangerschaft.

Quetiapin	
Präparate	Seroquel®
Menstruationszyklus und Fertilität	Unzureichende Datenlage.
Verhütung	Besonders beim Umsetzen von einem klassischen Neuroleptikum (Phenothiazine, Butyrophenone wie Haloperidol) muss mit einer ungeplanten Schwangerschaft gerechnet werden, da durch den geringeren Einfluss auf den Prolaktinspiegel im Vergleich zu den klassischen Neuroleptika die Fertilität steigen kann. Daher an Kontrazeption denken. Keine Wechselwirkung mit Kontrazeptiva bisher bekannt.
Auswirkungen auf die vorgeburtliche Entwicklung	Es liegen nur einige Dutzend Schwangerschaften vor, die bisher keine spezifische Teratogenität erkennen lassen, aber unzureichend für eine differenzierte Risikobewertung sind (McKenna 2005, Taylor 2003, Tényi 2002). Im Tierversuch keine Teratogenität bekannt.
Auswirkungen um die Geburt herum	Unzureichende Datenlage.
Erforderliche Maßnahmen während der Schwangerschaft	Hochauflösender Ultraschall zur Bestätigung einer unauffälligen fetalen Entwicklung. Im übrigen sorgfältige Schwangerschaftsüberwachung und engmaschige psychiatrische Kontakte, um rechtzeitig Krisen bei der Mutter und Entwicklungskomplikationen beim Feten (Frühgeburtsbestrebungen, Wachstumsretardierung) begegnen zu können.
Stillzeit	Unzureichende Datenlage.
Zusammenfassende Empfehlung zur Anwendung in Schwangerschaft und Stillzeit	Im Falle einer versehentlichen oder zwingend erforderlichen Behandlung in der Frühgravidität ist ein Schwangerschaftsabbruch nicht indiziert, jedoch hochauflösender Ultraschall zur Bestätigung einer unauffälligen fetalen Entwicklung. Stillen bei Monotherapie und guter Beobachtung des Kindes unter Vorbehalt akzeptabel. Individuelle Risikoabschätzung einer Anwendung in Schwangerschaft und Stillzeit im Zentrum für Embryonaltoxikologie.

Risperidon

Präparate	Risperdal®
Menstruationszyklus und Fertilität	Leichte Prolaktinerhöhung könnte Fertilität herabsetzen, evtl. Zyklusstörungen.
Verhütung	Besonders beim Umsetzen von einem klassischen Neuroleptikum (Phenothiazine, Butyrophenone wie Haloperidol) muss mit einer ungeplanten Schwangerschaft gerechnet werden, da durch den geringeren Einfluss auf den Prolaktinspiegel im Vergleich zu den klassischen Neuroleptika die Fertilität steigen kann. Daher an Kontrazeption denken. Keine Wechselwirkung mit Kontrazeptiva bekannt.
Auswirkungen auf die vorgeburtliche Entwicklung	Einige Dutzend Fallberichte lassen bisher keine spezifische Teratogenität erkennen, sind aber unzureichend für eine differenzierte Risikobewertung (McKenna 2005, Ratnayake 2002, Mackay 1998). Im Tierversuch keine Teratogenität bekannt.
Auswirkungen um die Geburt herum	Unzureichende Datenlage.
Erforderliche Maßnahmen während der Schwangerschaft	Hochauflösender Ultraschall zur Bestätigung einer unauffälligen fetalen Entwicklung. Im übrigen sorgfältige Schwangerschaftsüberwachung und engmaschige psychiatrische Kontakte, um rechtzeitig Krisen bei der Mutter und Entwicklungskomplikationen beim Feten (Frühgeburtsbestrebungen, Wachstumsretardierung) begegnen zu können.
Stillzeit	4 % relative Dosis einschl. aktivem Metaboliten (gemessen an der gewichtsbezogenen mütterlichen Dosis in einem untersuchten Mutter-Kind-Paar). Hier und bei weiteren 2 Kindern keine Symptome.
Zusammenfassende Empfehlung zur Anwendung in Schwangerschaft und Stillzeit	Im Falle einer versehentlichen oder zwingend erforderlichen Behandlung in der Frühgravidität ist ein Schwangerschaftsabbruch nicht indiziert, jedoch hochauflösender Ultraschall zur Bestätigung einer unauffälligen fetalen Entwicklung. Stillen bei Monotherapie und guter Beobachtung des Kindes unter Vorbehalt akzeptabel. Individuelle Risikoabschätzung einer Anwendung in Schwangerschaft und Stillzeit im Zentrum für Embryonaltoxikologie.

Ziprasidon	
Präparate	Zeldox®
Menstruationszyklus und Fertilität	Prolaktinerhöhung könnte Fertilität herabsetzen, evtl. Zyklusstörungen.
Verhütung	Besonders beim Umsetzen von einem klassischen Neuroleptikum (Phenothiazine, Butyrophenone wie Haloperidol) muss mit einer ungeplanten Schwangerschaft gerechnet werden, da durch den geringeren Einfluss auf den Prolaktinspiegel im Vergleich zu den klassischen Neuroleptika die Fertilität steigen kann. Daher an Kontrazeption denken. Keine Wechselwirkung mit Kontrazeptiva bisher bekannt.
Auswirkungen auf die vorgeburtliche Entwicklung	Nur Einzelfallberichte vorliegend, die bisher keine spezifische Teratogenität erkennen lassen, aber unzureichend für eine differenzierte Risikobewertung sind. Im Tierversuch teilweise teratogen (Herzfehlbildungen bei Kaninchen).
Auswirkungen um die Geburt herum	Unzureichende Datenlage.
Erforderliche Maßnahmen während der Schwangerschaft	Hochauflösender Ultraschall zur Bestätigung einer unauffälligen fetalen Entwicklung. Im übrigen sorgfältige Schwangerschaftsüberwachung und engmaschige psychiatrische Kontakte, um rechtzeitig Krisen bei der Mutter und Entwicklungskomplikationen beim Feten (Frühgeburtsbestrebungen, Wachstumsretardierung) begegnen zu können.
Stillzeit	Unzureichende Datenlage.
Zusammenfassende Empfehlung zur Anwendung in Schwangerschaft und Stillzeit	Im Falle einer versehentlichen oder zwingend erforderlichen Behandlung in der Frühgravidität ist ein Schwangerschaftsabbruch nicht indiziert, jedoch hochauflösender Ultraschall zur Bestätigung einer unauffälligen fetalen Entwicklung. Stillen bei Monotherapie und guter Beobachtung des Kindes unter Vorbehalt akzeptabel. Individuelle Risikoabschätzung einer Anwendung in Schwangerschaft und Stillzeit im Zentrum für Embryonaltoxikologie.

	Haloperidol
Präparate	Haldol®, Generika
Menstruationszyklus und Fertilität	Deutliche Prolaktinerhöhung setzt Fertilität herab, dies ist aber kein sicherer kontrazeptiver Schutz! Häufig Zyklusstörungen und Amenorrhoe.
Verhütung	Keine nennenswerte Interaktion bekannt.
Auswirkungen auf die vorgeburtliche Entwicklung	In der älteren Literatur wurde über Fehlbildungen, z. B. 2 Fallberichte über Extremitätenanomalien berichtet (Übersicht bei Briggs 2002), ohne dass diese Beobachtungen später in drei prospektiven Studien mit ca. 350 behandelten Schwangeren und in Fall-Kontroll-Untersuchungen bestätigt werden konnten (z. B. Diav-Citrin 2005). Tierexperimentell nach hohen Dosen bei Mäusen orale Spaltbildungen und Neuralrohrdefekte und bei Ratten verringertes Hirnwachstum. Langzeituntersuchungen zum Risiko von Spätdyskinesien bei den Kindern liegen nicht vor.
Auswirkungen um die Geburt herum	Bei langdauernder Verabreichung höherer Dosen bis zur Geburt sind Entzugssymptome beim Neugeborenen wie Unruhe, Sedierung und Trinkschwäche oder/und extrapyramidale Symptome möglich.
Erforderliche Maßnahmen während der Schwangerschaft	Hochauflösender Ultraschall zur Bestätigung einer unauffälligen fetalen Entwicklung. Im übrigen sorgfältige Schwangerschaftsüberwachung und engmaschige psychiatrische Kontakte, um rechtzeitig Krisen bei der Mutter und Entwicklungskomplikationen beim Feten (Frühgeburtsbestrebungen, Wachstumsretardierung) begegnen zu können.
Stillzeit	Relative Dosis durchschnittlich etwa 1 % der mütterlichen gewichtsbezogenen Dosis, im Extremfall auch 10 % (z. B. Yoshida 1998). Zumindest bei Kombination mit anderen ZNS-aktiven Medikamenten (leichte) Symptome nicht auszuschließen. Bei 3 Kindern mit zusätzlicher Chlorpromazintherapie der Mutter mentale Entwicklungsverzögerung beschrieben (Yoshida 1998).
Zusammenfassende Empfehlung zur Anwendung in Schwangerschaft und Stillzeit	Haloperidol kann bei entsprechender Indikation in Schwangerschaft und Stillzeit verordnet werden, bei extrapyramidalen Nebenwirkungen auch in Kombination mit Biperiden. Wurden hohe Dosen bis zur Geburt eingenommen, muss das Neugeborene zum Ausschluss einer Entzugssymptomatik oder/und extrapyramidaler Symptome zumindest 1–2 Tage beobachtet werden. Stillen unter Monotherapie akzeptabel.

	Carbamazepin (CMZ)
Präparate	Tegretal®, Timonil®, Finlepsin®, Fokalepsin®, Generika
Menstruationszyklus und Fertilität	Bisher keine Hinweise auf nennenswerte Störwirkungen.
Verhütung	Beeinträchtigung oraler Kontrazeptiva durch Cytochrom P450-Enzyminduktion möglich (Kuhl 2002). Ggf. kontrazeptive Wirkung verstärken mittels durchgehender Einnahme monophasischer, niedrig dosierter oraler Kontrazeptiva oder Intrauterinpessar.
Auswirkungen auf die vorgeburtliche Entwicklung	CMZ verdoppelt die Rate großer Fehlbildungen von 2 auf 4–5 % (Matalon et al. 2002). Kombinationen mit anderen Antikonvulsiva können die Fehlbildungsrate weiter erhöhen. Neuralrohrdefekte, vorwiegend Meningomyelocele (Spina bifida) im Lumbalbereich etwa 10-mal häufiger als spontan, also etwa bei 1 von 100 exponierten Feten. Außerdem Herzfehlbildungen, Gaumenspalten, Harnwegsanomalien, Extremitätenfehlbildungen, Dysmorphien des Gesichts und der Finger, mentale Entwicklungsretardierung (Ornoy und Cohen 1996). Auch im Tierversuch teratogen.
Auswirkungen um die Geburt herum	Neonataler Vitamin-K-Mangel mit Blutungsgefahr.
Erforderliche Maßnahmen während der Schwangerschaft	Folsäureprophylaxe 5 mg/Tag ab Planung der Schwangerschaft bis Woche 10. Hochauflösender Ultraschall zur Bestätigung einer unauffälligen fetalen Entwicklung, Alpha-Fetoprotein-Bestimmung im Serum der Mutter in Woche 16. Im Übrigen sorgfältige Schwangerschaftsüberwachung und engmaschige psychiatrische Kontakte, um rechtzeitig Krisen bei der Mutter und Entwicklungskomplikationen beim Feten (Frühgeburtsbestrebungen, Wachstumsretardierung) begegnen zu können.
Stillzeit	Unter Monotherapie akzeptabel, relative Dosis 3–8 % der mütterlichen gewichtsbezogenen Dosis, 2 Kinder mit passageren lebertoxischen Symptomen, sonst gute Verträglichkeit trotz im kindlichen Serum nachweisbarer Spiegel.

Carbamazepin (CMZ) (Fortsetzung)

Zusammenfassende Empfehlung zur Anwendung in Schwangerschaft und Stillzeit	Kein CMZ für nicht-epileptische Indikationen, falls Schwangerschaft nicht auszuschließen bzw. falls keine sichere Kontrazeption (sichere nicht-hormonelle Methode, wie etwa Spirale). Im Falle versehentlicher Behandlung in der Frühgravidität Schwangerschaftsabbruch nicht indiziert. Sofortiger Beginn einer Folsäureprophylaxe (s. o.). Hochauflösender Ultraschall. Nach Geburt dem Kind zusätzlich oral 2x wöchentlich Vitamin K während der ersten beiden Lebenswochen verabreichen. Evtl. post partum Vitamin K i. m. geben wegen zuverlässigerer Resorption. Stillen bei Monotherapie akzeptabel. Individuelle Risikoabschätzung einer Anwendung in Schwangerschaft und Stillzeit im Zentrum für Embryonaltoxikologie.

	Lamotrigin
Präparate	Elmendos®, Lamictal®
Menstruationszyklus und Fertilität	Bisher keine Hinweise auf nennenswerte Störwirkungen. Nach Umstellung von Valproinsäure auf Lamotrigin bei Frauen mit PCOS besserte sich die Symptomatik (Isojärvi 1998).
Verhütung	Keine nennenswerte Beeinträchtigung oraler Kontrazeptiva durch Enzyminduktion. Jedoch Abnahme der Lamotrigin-Konzentration bei gleichzeitiger Einnahme der Pille beobachtet bzw. Konzentrationsanstieg nach Absetzen der Pille (Sabers 2001).
Auswirkungen auf die vorgeburtliche Entwicklung	Bisher keine kontrollierten Studien, jedoch Fallserien und Schwangerschaftsregister mit etwa 1000 prospektiv beobachteten Schwangerschaftsverläufen unter Monotherapie ergeben mehrheitlich keine Hinweise auf teratogene Effekte. Die kürzlich geäußerten Verdachtsmomente, Lamotrigin verursache Gaumenspalten und eine Dosis über 200 mg/Tag erhöhe die Fehlbildungsrate, wurden nicht bestätigt. Unter Kombinationstherapie mit Valproinsäure jedoch 10 % Fehlbildungsrate (z. B. Sabers et al. 2004, Lamotrigine Pregnancy Register, UK-New AED-Registry, eigene Erfahrungen). Keine Untersuchungen zu Langzeitauswirkungen funktioneller Art (mentale Entwicklung). Keine Teratogenität im Tierversuch.
Auswirkungen um die Geburt herum	Bisher keine Hinweise auf nennenswerte neonatale Probleme.
Erforderliche Maßnahmen während der Schwangerschaft	Monatliche Serumkonzentrationsbestimmung, da erhebliche Clearancesteigerung während der Schwangerschaft schon zum 2. Trimenon. Hochauflösender Ultraschall zur Bestätigung einer unauffälligen fetalen Entwicklung wegen vorläufiger Datenlage und fehlender Studien. Im übrigen sorgfältige Schwangerschaftsüberwachung und engmaschige psychiatrische Kontakte, um rechtzeitig Krisen bei der Mutter und Entwicklungskomplikationen beim Feten (Frühgeburtsbestrebungen, Wachstumsretardierung) begegnen zu können.
Stillzeit	Aufgrund geringerer Proteinbindung als bei klassischen Antiepileptika höherer Übergang in Muttermilch mit einer relativen Dosis bis 20 % der mütterlichen gewichtsbezogenen Dosis. Im Serum untersuchter Kinder fanden sich bei großer Variationsbreite durchschnittlich 30 % der mütter-

Lamotrigin (Fortsetzung)

	lichen Werte (Liporace 2004). Unter Monotherapie nach bisheriger Erfahrung jedoch keine nennenswerte Toxizität zu erkennen.
Zusammenfassende Empfehlung zur Anwendung in Schwangerschaft und Stillzeit	Bei der antiepileptischen Behandlung in der Schwangerschaft sollte eine Lamotrigin-Therapie heute als für den Embryo verträglichere Alternative im Vergleich zu den eindeutig teratogenen klassischen Antiepileptika (insbesondere Valproat) angesehen und daher Lamotrigin bevorzugt werden, wenn ein vergleichbarer antikonvulsiver Nutzen anzunehmen ist. Dasselbe gilt auch für psychiatrische Störungsbilder, nachdem Lamotrigin als Prophylaktikum für bipolare Störungen zugelassen ist. Wegen der besonders strengen Regeln des langsamen Aufdosierens sollte eine Neueinstellung in der Schwangerschaft vermieden werden; in der Akutsituation ist länger eingeführten Antipsychotika der Vorzug zu geben. Hochauflösender Ultraschall nach Behandlung im 1. Trimenon. Stillen bei Monotherapie und guter Beobachtung des Kindes unter Vorbehalt akzeptabel. Individuelle Risikoabschätzung einer Anwendung in Schwangerschaft und Stillzeit im Zentrum für Embryonaltoxikologie.

Valproinsäure (VS)

Präparate	Orfiril®, Ergenyl®, Generika
Menstruationszyklus und Fertilität	Valproinsäure verstärkt möglicherweise Zyklusunregelmäßigkeiten und wird im Zusammenhang mit dem polycystischen Ovar-Syndrom (PCOS) diskutiert, das mit einer herabgesetzten Fertilität und erhöhtem Testosteronspiegel einhergeht (Isojärvi et al. 1993).
Verhütung	Keine nennenswerte Beeinträchtigung oraler Kontrazeptiva durch Enzyminduktion bekannt.
Auswirkungen auf die vorgeburtliche Entwicklung	VS ist unter den klassischen Antikonvulsiva das stärkste Teratogen, man muss unter Monotherapie mit einer 3fach erhöhten Rate angeborener großer Fehlbildungen rechnen (statt 2 etwa 6 %). Kombinationen mit anderen Antikonvulsiva können über 10 % Fehlbildungsrate bedingen. Neuralrohrdefekte (vorwiegend Spina bifida im Lumbalbereich) kommen bei 1–2 % der Exponierten vor, d. h. 20–30-mal häufiger als spontan. Außerdem Herz- und Extremitätenfehlbildungen, Dysmorphien des Gesichts, mentale Entwicklungsretardierung, in jüngster Zeit auch Hinweise auf autismusartige Symptomatik. Auch im Tierversuch teratogen.
Auswirkungen um die Geburt herum	Vorübergehend Hyperexzitabilität beim Neugeborenen. Blutungsneigung durch gestörte Thrombozytenfunktion und Fibrinogenmangel diskutiert.
Erforderliche Maßnahmen während der Schwangerschaft	VS auf 3–4 Einzeldosen verteilen, Retardpräparate, möglichst Monotherapie. Tagesdosis unter 1000 mg/Tag und Serumkonzentrationen unter 70 µg/ml sollen mit verringertem Risiko einhergehen (Samren 1999, Kaneko 1999). Von anderen Untersuchern jedoch nicht bestätigt (Kaaja 2003). Folsäureprophylaxe 5 mg/Tag ab Planung der Schwangerschaft bis Woche 10 (Wirksamkeit jedoch nicht nachgewiesen). Hochauflösender Ultraschall zur Bestätigung einer unauffälligen fetalen Entwicklung, Alpha-Fetoprotein-Bestimmung im Serum der Mutter in Woche 16. Im übrigen sorgfältige Schwangerschaftsüberwachung und engmaschige psychiatrische Kontakte, um rechtzeitig Krisen bei der Mutter und Entwicklungskomplikationen beim Feten (Frühgeburtsbestrebungen, Wachstumsretardierung) begegnen zu können.

	Valproinsäure (VS) (Fortsetzung)
Stillzeit	Geringer Übergang in die Milch (relative Dosis 1–4%, gemessen an der mütterlichen gewichtsbezogenen Dosis), nach bisherigen Erfahrungen gut vertragen, keine Einschränkung unter Monotherapie.
Zusammenfassende Empfehlung zur Anwendung in Schwangerschaft und Stillzeit	Möglichst keine VS im reproduktionsfähigen Alter verwenden (Ausnahme bipolare Störungen ohne alternative Möglichkeiten der Prophylaxe oder anderweitig therapierefraktäre Epilepsien), falls Schwangerschaft nicht auszuschließen bzw. falls keine sichere Kontrazeption (sichere nichthormonelle Methode, wie etwa Spirale). Im Falle versehentlicher Behandlung in der Frühschwangerschaft Schwangerschaftsabbruch ohne weitere Pränataldiagnostik nicht indiziert. Sofortiger Beginn einer Folsäureprophylaxe (s. o.). Hochauflösender Ultraschall. Stillen akzeptabel. Individuelle Risikoabschätzung einer Anwendung in Schwangerschaft und Stillzeit im Zentrum für Embryonaltoxikologie.

Lithium

Präparate	Hypnorex®, Quilonum®, Generika
Menstruationszyklus und Fertilität	Keine nennenswerten Auswirkungen bekannt.
Verhütung	Keine nennenswerte Interaktion bekannt.
Auswirkungen auf die vorgeburtliche Entwicklung	Bei Schwangeren ist die Lithium-Ausscheidung über die Nieren um 50–100 % gesteigert. In den 70er-Jahren wurde Lithium erhebliche Teratogenität unterstellt und Herzfehlbildungen (Ebstein-Anomalie) in diesem Zusammenhang beschrieben. Spätere Untersuchungen ergaben ein deutlich geringeres Risiko (als früher angenommen) in der Größenordnung von lediglich 1 % (Cohen 1994, Jacobson 1992, Källén 1991, Zalzstein 1990).
Auswirkungen um die Geburt herum	Unter Lithium soll es häufiger zu Frühgeburten kommen, und die Kinder sollen ein erhöhtes Geburtsgewicht aufweisen (Troyer 1993). Da unter der Geburt die Clearance sinkt und das therapeutische Dosisintervall bei Lithium sehr schmal ist, sind toxische Symptome bei Mutter und Kind nicht ungewöhnlich. Bei den Säuglingen wurde ein so genanntes „Floppy-Infant-Syndrom" mit Lethargie, Trinkschwäche, Tachypnoe, Tachykardie, Zyanose, Temperaturregulationsstörung und Muskelhypotonie beschrieben. In einzelnen Fällen wurden außerdem funktionelle kardiale Störungen, Diabetes insipidus, Krampfanfälle und Hypothyreose mit Struma bei den Neugeborenen beobachtet (z. B. Frassetto 2002, Llewellyn 1998, Malzacher 2003, Zegers 2003). Diese toxischen Effekte des Lithiums besserten sich meist innerhalb von 1–2 Wochen nach der Geburt. Bei ausgeprägter Hypothyreose mit konnataler Struma wurde jedoch auch über wochenlange Thyroxinsubstitution berichtet (Frassetto 2002).
Erforderliche Maßnahmen während der Schwangerschaft	Gleichbleibend niedrige Serumkonzentrationen insbesondere im 1. Trimenon anstreben. Die Tagesdosis sollte auf mehrere (kleine) Einzeldosen verteilt werden. Wegen Veränderungen im Flüssigkeitshaushalt während der Schwangerschaft häufige Spiegelkontrollen; ggf. muss die Dosis erhöht werden. In der Woche vor der Geburt sollte, wenn möglich, die Dosis um 30–50 % herabgesetzt werden, um sofort nach der Entbindung die vor der Schwangerschaft üblichen Dosen wieder aufzunehmen. Auch nach der Geburt engmaschige Spiegelkontrollen (wiederum Veränderung des Flüssigkeitshaushalts, dann ggf. Dosisanpassung nach unten).

Lithium (Fortsetzung)

	Eine Ultraschallfeindiagnostik und eine fetale Echokardiographie sind nach Behandlung im 1. Trimenon zu empfehlen. Nach der Geburt in den ersten Lebenstagen auf Symptome beim Kind achten und eine Schilddrüsenunterfunktion ausschließen. Sorgfältige Schwangerenvorsorge und engmaschige psychiatrische Kontrolle. Häufiger als sonst Lithiumspiegelkontrollen und falls nötig Anpassung der Dosis, auch nach der Geburt (cave: verändertes Flüssigkeitsvolumen, Gefahr der Intoxikation).
Stillzeit	Die relative Dosis beträgt nach einer neueren Untersuchung an 11 Mutter-Kind-Paaren (Moretti 2003) maximal 30 % der mütterlichen gewichtsbezogenen Dosis, in der Hälfte der Fälle waren es jedoch unter 10 %. In älteren Fallberichten war von bis zu 80 % die Rede. Im Serum der jetzt und früher untersuchten Säuglinge fanden sich nach Absinken der unmittelbar postnatal hohen Werte Konzentrationen, die kaum ein Drittel der mütterlichen Werte überschreiten und häufig deutlich niedriger lagen. Von den 11 o. g. Säuglingen war keiner symptomatisch. Eine Publikation berichtet jedoch über einen zwei Monate alten Säugling mit Tremor und abnormem Bewegungsmuster, seine Serumwerte für Lithium waren doppelt so hoch wie die der Mutter (Übersicht in Llewellyn 1998, Spigset 1998, Bennett 1996).
Zusammenfassende Empfehlung zur Anwendung in Schwangerschaft und Stillzeit	Ist eine Lithiumtherapie in der Schwangerschaft erforderlich, sollten gleichbleibend niedrige Serumkonzentrationen insbesondere im 1. Trimenon angestrebt werden. Spezielle Dosierungsregeln (siehe oben) beachten. Hochauflösender Ultraschall und fetale Echokardiographie. Postpartal auf toxische Symptome beim Kind achten und Hypothyreose ausschließen. Bei genauer Beobachtung des Säuglings (Muskeltonus, Tremor, unwillkürliche Bewegungen, Zyanose, Dehydratation) und möglichst niedriger mütterlicher Lithiumdosis kann Stillen im Einzelfall erlaubt werden. Dabei muss auch berücksichtigt werden, dass Säuglinge besonders gefährdet sind zu dehydrieren (z. B. Fieber, Trinkschwäche). Gegebenenfalls muss bei neu auftretender verdächtiger Symptomatik die Lithiumkonzentration im Serum des Säuglings bestimmt werden. Individuelle Risikoabschätzung einer Anwendung in Schwangerschaft und Stillzeit im Zentrum für Embryonaltoxikologie.

Citalopram

Präparate	Cipramil®, Generika
Menstruationszyklus und Fertilität	Keine nennenswerten Auswirkungen bekannt.
Verhütung	Keine nennenswerte Interaktion bekannt.
Auswirkungen auf die vorgeburtliche Entwicklung	Citalopram hat den höchsten transplazentaren Übergang unter den SSRI (Hendrick 2003). Keine Hinweise auf teratogene Effekte beim Menschen bei mehreren Hundert ausgewerteten Schwangerschaften (Garbis 2004, Ericson et al. 1999). Tierexperimentell ebenfalls keine Teratogenität.
Auswirkungen um die Geburt herum	Eine neuere Untersuchung zu Citalopram und Fluoxetin beobachtet bei Neugeborenen signifikant häufiger als serotonerge Überstimulation interpretierte Symptome in den ersten Lebenstagen im Vergleich zu einer gleich großen, pränatal nicht exponierten Kontrollgruppe (Laine 2003). Kürzlich wurde anhand einer retrospektiven Studie mit ca. 20 betroffenen Kindern der Verdacht geäußert, dass SSRI am Ende der Schwangerschaft das Risiko eines pulmonalen Hypertonus beim Neugeborenen erhöht, d. h. dass auf 100 exponierte Feten 1 zusätzlicher Fall zu erwarten sei (Chambers 2006).
Erforderliche Maßnahmen während der Schwangerschaft	Sorgfältige Schwangerschaftsüberwachung und engmaschige psychiatrische Kontakte, um rechtzeitig Krisen bei der Mutter und Entwicklungskomplikationen beim Feten (Frühgeburtsbestrebungen, Wachstumsretardierung) begegnen zu können.
Stillzeit	Bei über 40 untersuchten Säuglingen wurden weder akute Toxizität noch Entwicklungsauffälligkeiten im Laufe des 1. Lebensjahres beobachtet. Citalopram war kaum oder gar nicht im Serum der Kinder nachweisbar. Die durchschnittliche Dosis via Muttermilch entsprach etwa 0,3 % der mütterlichen Tagesdosis (Heikkinen et al. 2002, Lee et al. 2004).
Zusammenfassende Empfehlung zur Anwendung in Schwangerschaft und Stillzeit	Bei klarer Indikation für eine antidepressive Behandlung mit SSRI-Anwendung in Schwangerschaft und Stillzeit akzeptabel. In den Tagen nach Geburt auf Entzugssymptomatik bzw. serotonerge Effekte beim Kind achten. Individuelle Risikoabschätzung einer Anwendung in Schwangerschaft und Stillzeit im Zentrum für Embryonaltoxikologie.

Duloxetin

Präparate	**Cymbalta®, Yentreve®**
Menstruationszyklus und Fertilität	Keine nennenswerten Auswirkungen bekannt.
Verhütung	Bisherige experimentelle Ergebnisse deuten nicht auf eine Induktion der katalytischen Aktivität des CYP3A Enzymsystems hin. Klinische pharmakologische Daten erlauben noch keine Beurteilung etwaiger Interaktionen mit hormonellen Kontrazeptiva.
Auswirkungen auf die vorgeburtliche Entwicklung	Bisher liegen keine ausreichenden Erfahrungen beim Menschen vor, die Aussagen zum teratogenen Potenzial erlauben. Da bei den teilweise verwandten SSRI bisher keine ernsthaften Hinweise auf embryotoxische Schäden vorliegen, ist ein hohes Risiko beim Duloxetin nicht wahrscheinlich. Tierexperimentell wurden bei Kaninchen kardiovaskuläre und Skelettfehlbildungen bei Dosen beobachtet, die unterhalb des maximalen klinischen Bereichs lagen.
Auswirkungen um die Geburt herum	Wie bei anderen serotonerg wirkenden Antidepressiva muss auch bei Duloxetin mit toxischen Symptomen wie Übererregbarkeit beim Neugeborenen in den ersten Lebenstagen gerechnet werden.
Erforderliche Maßnahmen während der Schwangerschaft	Hochauflösender Ultraschall zur Bestätigung einer unauffälligen fetalen Entwicklung. Im übrigen sorgfältige Schwangerschaftsüberwachung und engmaschige psychiatrische Kontakte, um rechtzeitig Krisen bei der Mutter und Entwicklungskomplikationen beim Feten (Frühgeburtsbestrebungen, Wachstumsretardierung) begegnen zu können.
Stillzeit	Unzureichende Datenlage.
Zusammenfassende Empfehlung zur Anwendung in Schwangerschaft und Stillzeit	Bei Planung einer Schwangerschaft besser erprobte Antidepressiva vorziehen. Im Falle einer dennoch erfolgten Behandlung in der Frühgravidität ist ein Schwangerschaftsabbruch nicht indiziert, jedoch hochauflösender Ultraschall zur Bestätigung einer unauffälligen fetalen Entwicklung. Stillen bei Monotherapie und guter Beobachtung des Kindes unter Vorbehalt akzeptabel. Individuelle Risikoabschätzung einer Anwendung in Schwangerschaft und Stillzeit im Zentrum für Embryonaltoxikologie.

Escitalopram

Präparate	Cipralex®
Menstruationszyklus und Fertilität	Unzureichende Datenlage beim Menschen (aktives Isomer des Citalopram).
Verhütung	Unzureichende Datenlage beim Menschen (aktives Isomer des Citalopram).
Auswirkungen auf die vorgeburtliche Entwicklung	Tierexperimentell keine Teratogenität. Unzureichende Datenlage beim Menschen (aktives Isomer des Citalopram).
Auswirkungen um die Geburt herum	Unzureichende Datenlage beim Menschen (aktives Isomer des Citalopram). Kürzlich wurde anhand einer retrospektiven Studie mit ca. 20 betroffenen Kindern der Verdacht geäußert, dass SSRI am Ende der Schwangerschaft das Risiko eines pulmonalen Hypertonus beim Neugeborenen erhöht, d. h. dass auf 100 exponierte Feten 1 zusätzlicher Fall zu erwarten sei (Chambers 2006).
Erforderliche Maßnahmen während der Schwangerschaft	Hochauflösender Ultraschall zur Bestätigung einer unauffälligen fetalen Entwicklung. Im übrigen sorgfältige Schwangerschaftsüberwachung und engmaschige psychiatrische Kontakte, um rechtzeitig Krisen bei der Mutter und Entwicklungskomplikationen beim Feten (Frühgeburtsbestrebungen, Wachstumsretardierung) begegnen zu können.
Stillzeit	Unzureichende Datenlage beim Menschen (aktives Isomer des Citalopram).
Zusammenfassende Empfehlung zur Anwendung in Schwangerschaft und Stillzeit	Wegen unzureichender Datenlage beim Menschen besser erprobte SSRI in Schwangerschaft und Stillzeit bevorzugen. Im Falle versehentlicher Behandlung in der Frühschwangerschaft Schwangerschaftsabbruch nicht indiziert. Hochauflösender Ultraschall nach Behandlung im 1. Trimenon. Stillen bei Monotherapie und guter Beobachtung des Kindes unter Vorbehalt akzeptabel. Individuelle Risikoabschätzung einer Anwendung in Schwangerschaft und Stillzeit im Zentrum für Embryonaltoxikologie.

Fluoxetin

Präparate	Fluctin®, Generika
Menstruationszyklus und Fertilität	Keine nennenswerten Auswirkungen bekannt.
Verhütung	Wirkungsverstärkung bei gleichzeitiger Einnahme oraler Kontrazeptiva möglich durch Hemmung der Metabolisierung (Kuhl 2002). Wirkungsabschwächung oraler Kontrazeptiva unter Fluoxetin bisher nicht bekannt.
Auswirkungen auf die vorgeburtliche Entwicklung	Fluoxetin hat nach Citalopram den höchsten transplazentaren Übergang unter den SSRI, am geringsten ist er bei Sertralin, gefolgt von Paroxetin (Hendrick 2003). Mehrere Studien und Registraturen des Herstellers mit insgesamt über 2000 Schwangerschaften ergeben keine Hinweise auf ein erhöhtes Fehlbildungsrisiko (z. B. Garbis 2004, Addis 2000, Ericson 1999, Gold 1999, McConnell 1998, Goldstein 1997, Chambers 1996). Chambers et al. (1996) fanden jedoch eine leicht erhöhte Abortrate, ohne die Ursache – Grunderkrankung oder Medikation – klären zu können. Außerdem wird von dieser Autorengruppe ein vermehrtes Auftreten von kleineren Fehlbildungen beschrieben. Bei kritischer Sicht erscheint eine kausale Assoziation wenig wahrscheinlich und wird auch von anderen Autoren bezweifelt (Robert 1996). Tierexperimentell keine Teratogenität.
Auswirkungen um die Geburt herum	Bei einigen Neugeborenen wurden wenige Tage dauernde, mäßig starke Entzugssymptome wie Zittrigkeit, Übererregbarkeit und erhöhter Muskeltonus beobachtet, wenn bis zum Ende der Schwangerschaft behandelt wurde (Mhanna 1997, Chambers 1996, Goldstein 1995, Spencer 1993). Bei einem von den Autoren beobachteten Fall traten bei dem frühgeborenen Kind ausgeprägte extrapyramidale Symptome auf. Eine neuere Untersuchung zu Fluoxetin und Citalopram beobachtet bei Neugeborenen signifikant häufiger als serotonerge Überstimulation interpretierte Symptome in den ersten Lebenstagen im Vergleich zu einer gleich großen, pränatal nicht exponierten Kontrollgruppe (Laine 2003). Auf eine möglicherweise erhöhte Blutungsbereitschaft postpartal wird in einer dieser Publikationen hingewiesen (Mhanna 1997). Bei einer Nachuntersuchung von 55 pränatal mit Fluoxetin exponierten Kindern ergaben sich im Vorschulalter keine Abweichungen von zwei Kontrollgruppen mit Amitriptylin

Fluoxetin (Fortsetzung)

	und ohne Medikation bezüglich Intelligenzentwicklung, Verhalten und Sprachentwicklung (Nulman 1997). Kürzlich wurde anhand einer retrospektiven Studie mit ca. 20 betroffenen Kindern der Verdacht geäußert, dass SSRI am Ende der Schwangerschaft das Risiko eines pulmonalen Hypertonus beim Neugeborenen erhöht, d. h. dass auf 100 exponierte Feten 1 zusätzlicher Fall zu erwarten sei (Chambers 2006).
Erforderliche Maßnahmen während der Schwangerschaft	Sorgfältige Schwangerschaftsüberwachung und engmaschige psychiatrische Kontakte, um rechtzeitig Krisen bei der Mutter und Entwicklungskomplikationen beim Feten (Frühgeburtsbestrebungen, Wachstumsretardierung) begegnen zu können.
Stillzeit	Die relative Dosis an Fluoxetin plus Norfluoxetin aktiver Metabolit beträgt durchschnittlich 6,5 % und maximal 17 % der mütterlichen gewichtsbezogenen Dosis. Via Muttermilch exponierte Kinder zeigten keine Auffälligkeiten (Yoshida 1998, Taddio 1996, Burch 1992). Eine andere Kasuistik berichtet über einen Säugling mit Schreiattacken, wässriger Stuhlkonsistenz und zunehmendem Erbrechen, dessen Symptome mit Umstellung auf Flaschennahrung verschwanden, um nach Wiederanlegen erneut aufzutreten (Lester 1993). Die Mutter nahm täglich 20 mg Fluoxetin. Eine relative Dosis einschließlich Norfluoxetin von rund 8 % wurde für dieses Kind errechnet. Im Serum des 10 Wochen alten Kindes fanden sich mit 340 µg/l Fluoxetin und 208 µg/l Norfluoxetin therapeutische Konzentrationen, die bei einem mit täglich 20 mg behandelten Erwachsenen erwartet werden. In einem weiteren Fall gab es Hinweise auf eine erhöhte Irritabilität des Säuglings in den ersten 2 Wochen der Therapie unter einer mütterlichen Dosis von 20 mg/Tag Fluoxetin. In der Milch wurden 28,8 µg/l Fluoxetin und 41,6 µg/l Norfluoxetin gemessen (Isenberg 1990). Daraus errechnet sich eine kindliche Dosis von etwa 11 µg/kg/Tag, entsprechend 3,2 % der mütterlichen gewichtsbezogenen Dosis. Chambers et al. (1998) fanden eine statistisch signifikante Verringerung der Gewichtszunahme um 9 % in einer Gruppe von 28 unter Fluoxetin gestillten Kindern verglichen mit einer nicht exponierten Kontrollgruppe von 34 gestillten Kindern. Andere Symptome wurden nicht beobachtet. Ein Fallbericht beschreibt einen Säugling mit fraglichen Krampfäquivalenten und einer Zyanoseattacke, dessen

	Fluoxetin (Fortsetzung)
	Mutter außer Fluoxetin auch Carbamazepin und Buspiron einnahm. Die weitere Entwicklung dieses Kindes war bis zum Ende des ersten Lebensjahres normal. Einen Zusammenhang zwischen Medikation und Symptomen beurteilen die Autoren mit Recht sehr zurückhaltend (Brent 1998). Eine weitere Untersuchung konnte nur bei einem von 5 untersuchten Neugeborenen Auswirkungen auf die Serotoninwiederaufnahme, stellvertretend an den Thrombozyten gemessen, feststellen. Das betreffende Kind zeigte keine Symptome (Epperson 2003).
Zusammenfassende Empfehlung zur Anwendung in Schwangerschaft und Stillzeit	Bei klarer Indikation für eine antidepressive Behandlung mit SSRI in Schwangerschaft und Stillzeit (insbesondere bei Kindern unter 3 Monaten) sollten Sertralin oder Citalopram, in der Stillzeit auch Paroxetin bevorzugt werden. Bei Anwendung in der Schwangerschaft bis zur Geburt sollte in den ersten Lebenstagen auf Symptome (s. o.) beim Kind geachtet werden. Wegen der langen Halbwertzeit (incl. aktivem Metaboliten bis 9 Tage) rechtzeitige Reduktion bzw. Absetzen des Präparates vor der Geburt. Individuelle Risikoabschätzung einer Anwendung in Schwangerschaft und Stillzeit im Zentrum für Embryonaltoxikologie.

Mirtazapin

Präparate	**Remergil**®
Menstruationszyklus und Fertilität	Keine nennenswerten Auswirkungen bekannt.
Verhütung	Keine nennenswerten Auswirkungen bekannt.
Auswirkungen auf die vorgeburtliche Entwicklung	Bei rund 100 veröffentlichten oder im Pharmakovigilanzzentrum Embryonaltoxikologie dokumentierten Schwangerschaftsverläufen mit Behandlung vorwiegend im 1. Trimenon keine Hinweise auf Teratogenität (z. B. Biswas et al. 2003, Kesim et al. 2002, Saks 2001).
Auswirkungen um die Geburt herum	Nach Exposition bis zur Geburt können Entzugssymptome wie Zittrigkeit und Übererregbarkeit beim Neugeborenen nicht ausgeschlossen werden.
Erforderliche Maßnahmen während der Schwangerschaft	Bei Exposition im 1. Trimenon sollte ein hochauflösender Ultraschall zur Bestätigung einer unauffälligen fetalen Entwicklung angeboten werden. Im übrigen sorgfältige Schwangerschaftsüberwachung und engmaschige psychiatrische Kontakte, um rechtzeitig Krisen bei der Mutter und Entwicklungskomplikationen beim Feten (Frühgeburtsbestrebungen, Wachstumsretardierung) begegnen zu können.
Stillzeit	Unzureichende Datenlage. Mirtazapin ist zu 85 % an Plasmaeiweiß gebunden, die Halbwertszeit ist mit 20–40 Stunden recht lang. Bei einem Mutter-Kind-Paar entsprach die tägliche Dosis via Muttermilch maximal 1 % der mütterlichen Tagesdosis.
Zusammenfassende Empfehlung zur Anwendung in Schwangerschaft und Stillzeit	Mirtazapin sollte nur dann in Schwangerschaft und Stillzeit verordnet werden, wenn besser erprobte Antidepressiva nicht ausreichend wirken. Auf etwaige Entzugssymptome beim Neugeborenen in den ersten Lebenstagen achten. Hochauflösender Ultraschall zur Bestätigung einer unauffälligen fetalen Entwicklung. Individuelle Risikoabschätzung einer Anwendung in Schwangerschaft und Stillzeit im Zentrum für Embryonaltoxikologie.

Paroxetin

Präparate	**Seroxat®, Tagonis®, Generika**
Menstruationszyklus und Fertilität	Keine nennenswerten Auswirkungen bekannt.
Verhütung	Keine nennenswerte Interaktion bekannt.
Auswirkungen auf die vorgeburtliche Entwicklung	Paroxetin hat nach Sertralin den geringsten plazentaren Übergang in der Gruppe der Serotonin-Wiederaufnahmehemmer (SSRI). Mehrere tausend dokumentierte Schwangerschaftsverläufe zu Paroxetin haben überwiegend keine Hinweise auf eine erhöhte Fehlbildungsrate erbracht (z. B. Vial 2006, Garbis 2005, Hallberg 2005, Malm 2005, Diav-Citrin 2002, Ericson 1999, Kulin 1998). Jedoch konnte man in einigen neueren Untersuchungen ein gering erhöhtes Risiko für Herzfehlbildungen (vor allem der Herzscheidewand) nach Therapie im 1. Trimenon nicht ausschließen (z. B. Diav-Citrin 2006). Statt des allgemeinen Hintergrundsrisikos von etwa 0,8 % fand man bei Paroxetin bis zu 2 %, d. h. auf 100 „behandelte" Kinder 1 zusätzliche Herzfehlbildung. Diese Ergebnisse sollten zurückhaltend bewertet werden, da sie nur in einigen Studien beobachtet wurden und die Gesamtrate aller Fehlbildungen auch dort nicht erhöht zu sein scheint. Tierexperimentell ergab sich bei Paroxetin bisher keine Teratogenität.
Auswirkungen um die Geburt herum	Bei Behandlung bis zur Geburt wurden wiederholt Symptome beschrieben, u. a. Übererregbarkeit, Schlaf- und Trinkstörungen, Muskelzittern, erhöhte Muskelspannung, Atemnotsyndrom, Unterzuckerung, die z. T. stationär behandelt wurden (z. B. Übersicht in Moses-Kolko 2005, Sanz 2005, Jaiswal 2003). Die Symptome begannen in den ersten Lebenstagen und dauerten im Extremfall einen Monat, meist aber deutlich kürzer. Weitere Folgen für die kindliche Entwicklung wurden nicht festgestellt. In einer Studie mit knapp 50 Kindern waren 12 von solchen Symptomen betroffen. Ein weiterer Fallbericht beschreibt ein lethargisches, reifes Neugeborenes, das als einziges Symptom eine fehlende Schmerzreaktion in den ersten beiden Lebenswochen aufweist. In Einzelfällen wurden auch Krampfanfälle beobachtet sowie eine Thrombozytenfunktionsstörung mit Blutung. Kürzlich wurde anhand einer retrospektiven Studie mit ca. 20 betroffenen Kindern der Verdacht geäußert, dass eine Behandlung mit selektiven Serotonin-Antagonisten am Ende der Schwangerschaft das Risiko eines pulmonalen Hypertonus beim Neugebo-

Paroxetin (Fortsetzung)	
Auswirkungen um die Geburt herum	renen erhöht, d. h. dass auf 100 exponierte Feten 1 zusätzlicher Fall zu erwarten sei (Chambers 2006). Zusammengefasst zeigen die meisten Kinder jedoch keine nennenswerten Auffälligkeiten.
Erforderliche Maßnahmen während der Schwangerschaft	Sorgfältige Schwangerschaftsüberwachung und engmaschige psychiatrische Kontakte, um rechtzeitig Krisen bei der Mutter und Entwicklungskomplikationen beim Feten (Frühgeburtsbestrebungen, Wachstumsretardierung) begegnen zu können.
Stillzeit	Nach Untersuchung mehrerer Dutzend Mutter-Kind-Paare beträgt die relative Dosis für das Kind rund 1 % der mütterlichen gewichtsbezogenen Dosis, im Serum fast aller untersuchter Kinder konnte kein Paroxetin nachgewiesen werden, die Kinder blieben unauffällig (z. B. Hendrick et al. 2001A).
Zusammenfassende Empfehlung zur Anwendung in Schwangerschaft und Stillzeit	Bei einer stabilen Einstellung mit Paroxetin in Schwangerschaft und Stillzeit kann diese fortgesetzt werden. In den ersten Lebenstagen auf Anpassungsstörungen beim Neugeborenen achten. Da ein leicht erhöhtes Risiko für (Herz-)Anomalien nach Behandlung im 1. Trimenon nicht auszuschließen ist, kann ein hoch auflösender Ultraschall zur Bestätigung der normalen Entwicklung des Feten veranlasst werden. Bei einer Neueinstellung sind andere SSRI, wie z. B. Sertralin oder Citalopram in Erwägung zu ziehen. Individuelle Risikoabschätzung einer Anwendung in Schwangerschaft und Stillzeit im Zentrum für Embryonaltoxikologie.

4. Psychopharmakoprofile

Sertralin	
Präparate	Gladem®, Zoloft®
Menstruationszyklus und Fertilität	Keine nennenswerten Auswirkungen bekannt.
Verhütung	Keine nennenswerte Interaktion bekannt.
Auswirkungen auf die vorgeburtliche Entwicklung	Sertralin zeigt den geringsten transplazentaren Übergang unter den SSRI (Hendrick 2003). Über 600 ausgewertete Schwangerschaftsverläufe haben keine Hinweise auf teratogene Effekte erbracht (z. B. Garbis 2004, Ericson 1999, Chambers et al. 1999). Tierexperimentell keine Teratogenität.
Auswirkungen um die Geburt herum	Entzugssymptome wie schrilles Schreien und Unruhe in den ersten Lebenstagen (Chambers 1999; Kent and Laidlaw 1995) und in einem Fall ein als toxisch bedingt interpretierter Nystagmus (Oca und Donn 1999) wurden beschrieben. Kürzlich wurde anhand einer retrospektiven Studie mit ca. 20 betroffenen Kindern der Verdacht geäußert, dass SSRI am Ende der Schwangerschaft das Risiko eines pulmonalen Hypertonus beim Neugeborenen erhöht, d. h. dass auf 100 exponierte Feten 1 zusätzlicher Fall zu erwarten sei (Chambers 2006).
Erforderliche Maßnahmen während der Schwangerschaft	Sorgfältige Schwangerschaftsüberwachung und engmaschige psychiatrische Kontakte, um rechtzeitig Krisen bei der Mutter und Entwicklungskomplikationen beim Feten (Frühgeburtsbestrebungen, Wachstumsretardierung) begegnen zu können.
Stillzeit	Zahlreiche Untersuchungen an ca. 100 Mutter-Kind-Paaren ergaben relative Dosen für das gestillte Kind von knapp 2 %. Im Serum einiger Kinder wurden Spuren des Sertralins und/oder ca. 10 µg/l vom wenig wirksamen Metaboliten Desmethylsertralin gemessen (z. B. Merlob 2004, Hendricks 2001). Nur bei einem Kind fanden sich unerklärlicherweise 50 % der mütterlichen Serumkonzentration (Wisner 1998). Keines der Kinder war auffällig. Ein Serotoninwiederaufnahme-Test war normal (Epperson 2001). Langzeitstudien fehlen.
Zusammenfassende Empfehlung zur Anwendung in Schwangerschaft und Stillzeit	Bei klarer Indikation für eine antidepressive Behandlung als z. Z. am besten erprobter SSRI in der Schwangerschaft und auch in der Stillzeit akzeptabel. Auf etwaige Entzugssymptome beim Neugeborenen in den ersten Lebenstagen achten. Individuelle Risikoabschätzung einer Anwendung in Schwangerschaft und Stillzeit im Zentrum für Embryonaltoxikologie.

Reboxetin	
Präparate	**Edronax®, Solvex®**
Menstruationszyklus und Fertilität	Unzureichende Datenlage.
Verhütung	Unzureichende Datenlage.
Auswirkungen auf die vorgeburtliche Entwicklung	Nur Einzelfallberichte vorliegend, die bisher keine spezifische Teratogenität erkennen lassen, aber unzureichend für eine differenzierte Risikobewertung sind (eigene Beobachtungen).
Auswirkungen um die Geburt herum	Unzureichende Datenlage, Entzugserscheinungen nicht auszuschließen.
Erforderliche Maßnahmen während der Schwangerschaft	Bei Exposition im 1. Trimenon sollte zur Bestätigung einer normalen fetalen Entwicklung ein hochauflösender Ultraschall durchgeführt werden. Im übrigen sorgfältige Schwangerschaftsüberwachung und engmaschige psychiatrische Kontakte, um rechtzeitig Krisen bei der Mutter und Entwicklungskomplikationen beim Feten (Frühgeburtsbestrebungen, Wachstumsretardierung) begegnen zu können.
Stillzeit	Unzureichende Datenlage.
Zusammenfassende Empfehlung zur Anwendung in Schwangerschaft und Stillzeit	Gut erprobte trizyklische Antidepressiva oder SSRI sollten in Schwangerschaft und Stillzeit bevorzugt werden. Ist aus zwingendem Grund Reboxetin erforderlich oder wurde versehentlich in eine Frühschwangerschaft hinein behandelt, ist ein Schwangerschaftsabbruch oder ein plötzliches Umsetzen nicht indiziert. Hochauflösender Ultraschall zur Bestätigung einer unauffälligen fetalen Entwicklung. Unter Monotherapie Stillen bei guter Beobachtung unter Vorbehalt akzeptabel. Individuelle Risikoabschätzung einer Anwendung in Schwangerschaft und Stillzeit im Zentrum für Embryonaltoxikologie.

Venlafaxin

Präparate	Trevilor® retard
Menstruationszyklus und Fertilität	Keine nennenswerten Auswirkungen bekannt.
Verhütung	Keine nennenswerte Interaktion bekannt.
Auswirkungen auf die vorgeburtliche Entwicklung	In rund 200 dokumentierten Schwangerschaftsverläufen einschließlich einer kontrollierten Studie mit 150 exponierten Schwangeren ergab sich kein Hinweis auf nennenswerte teratogene Effekte (Einarson et al. 2001, Ellingrod und Perry 1994). Für eine differenzierte Risikobewertung reichen diese Daten jedoch nicht aus. Keine Teratogenität im Tierversuch.
Auswirkungen um die Geburt herum	Unzureichende Datenlage, Entzugserscheinungen nicht auszuschließen.
Erforderliche Maßnahmen während der Schwangerschaft	Bei Exposition im 1. Trimenon sollte zur Bestätigung einer normalen fetalen Entwicklung ein hochauflösender Ultraschall zur Bestätigung einer unauffälligen fetalen Entwicklung angeboten werden. Im übrigen sorgfältige Schwangerschaftsüberwachung und engmaschige psychiatrische Kontakte, um rechtzeitig Krisen bei der Mutter und Entwicklungskomplikationen beim Feten (Frühgeburtsbestrebungen, Wachstumsretardierung) begegnen zu können.
Stillzeit	Bei 8 Mutter-Kind-Paaren wurde eine relative Dosis von rund 7 % einschließlich des Hauptmetaboliten Desmethylvenlafaxin ermittelt. Im Serum der Kinder konnte lediglich der Metabolit nachgewiesen werden, keines der Kinder zeigte Symptome (Ilett et al. 2003, Hendrick et al. 2001B).
Zusammenfassende Empfehlung zur Anwendung in Schwangerschaft und Stillzeit	Gut erprobte trizyklische Antidepressiva oder SSRI sollten in Schwangerschaft und Stillzeit bevorzugt werden. Ist aus zwingendem Grund Venlafaxin erforderlich oder wurde versehentlich in eine Frühschwangerschaft hinein behandelt, ist ein Schwangerschaftsabbruch oder ein plötzliches Umsetzen nicht indiziert. Hochauflösender Ultraschall zur Bestätigung einer unauffälligen fetalen Entwicklung. Unter Monotherapie Stillen bei guter Beobachtung unter Vorbehalt akzeptabel. Individuelle Risikoabschätzung einer Anwendung in Schwangerschaft und Stillzeit im Zentrum für Embryonaltoxikologie.

Amitriptylin

Präparate	Saroten®, Generika
Menstruationszyklus und Fertilität	Keine nennenswerten Auswirkungen bekannt.
Verhütung	Wirkungsverstärkung bei gleichzeitiger Einnahme oraler Kontrazeptiva möglich durch Hemmung der Metabolisierung (Kuhl 2002). Wirkungsabschwächung oraler Kontrazeptiva unter Amitriptylin bisher nicht bekannt.
Auswirkungen auf die vorgeburtliche Entwicklung	In den 70er- und 80er-Jahren wurden den klassischen Antidepressiva auch beim Menschen Fehlbildungen zugeordnet, darunter Extremitätenfehlbildungen, Herzfehler, Polydaktylie und Hypospadie. Jedoch konnte bei keinem der seit längerem gebräuchlichen Präparate der Verdacht auf teratogene Effekte bestätigt werden (Ericson 1999, McElhatton 1996, Brunel 1994). Bei einer Nachuntersuchung an 80 Kindern, die pränatal gegenüber Trizyklika exponiert waren, zeigten sich im Vorschulalter gegenüber einer Kontrollgruppe keine Abweichungen hinsichtlich Intelligenzentwicklung, Verhalten und Sprachentwicklung (Nulman 1997). In manchen Tierversuchen ist Amitriptylin teratogen.
Auswirkungen um die Geburt herum	Nach langdauernder intrauteriner Exposition (bis zur Geburt) wurden bei Neugeborenen Entzugssymptome wie Zittrigkeit, Übererregbarkeit und vereinzelt auch Krämpfe beobachtet (Bromiker 1994, Schimmel 1991).
Erforderliche Maßnahmen während der Schwangerschaft	Sorgfältige Schwangerschaftsüberwachung und engmaschige psychiatrische Kontakte, um rechtzeitig Krisen bei der Mutter und Entwicklungskomplikationen beim Feten (Frühgeburtsbestrebungen, Wachstumsretardierung) begegnen zu können.
Stillzeit	Amitriptylin ist zu 95 % an Plasmaprotein gebunden und wird rasch zum ebenfalls pharmakologisch aktiven Nortriptylin metabolisiert. Frauen, die 75–175 mg Amitriptylin/Tag einnahmen (Übersicht in Spigset 1998, Yoshida 1997 A, Übersicht in Wisner 1996), wiesen eine relative Dosis für den vollgestillten Säugling einschließlich wirksamer Metaboliten bis 2,5 % der mütterlichen gewichtsbezogenen Dosis auf. Im kindlichen Serum waren Amitriptylin und Nortriptylin i.a. nicht nachweisbar, die Kinder zeigten keine akuten klinischen Auffälligkeiten. Die Entwicklung im ersten Lebensjahr unterschied sich bei 10 unter trizyklischen Antidepressiva gestillten Kindern nicht von einer mit Flaschenmilch ernährten Kontrollgruppe (Yoshida 1997 A).

Amitriptylin (Fortsetzung)	
Zusammenfassende Empfehlung zur Anwendung in Schwangerschaft und Stillzeit	Amitriptylin kann bei entsprechender Indikation in Schwangerschaft und Stillzeit verordnet werden. Auf etwaige Entzugssymptome beim Neugeborenen in den ersten Lebenstagen achten. Individuelle Risikoabschätzung einer Anwendung in Schwangerschaft und Stillzeit im Zentrum für Embryonaltoxikologie.

	Johanneskraut (Hypericin)
Präparate	Esbericum®, Jarsin®, Laif®, Felis®, Neuroplant®, Hyperforat® Generika
Menstruationszyklus und Fertilität	Zyklusstörungen und Zwischenblutungen können auftreten.
Verhütung	Hypericin kann die Serumkonzentrationen oraler Kontrazeptiva verringern, zu Zwischenblutungen und Menstruationsunregelmäßigkeiten führen (Yue et al. 2000). Ggf. kontrazeptive Wirkung verstärken mittels durchgehender Einnahme monophasischer, niedrig dosierter oraler Kontrazeptiva oder Intrauterinpessar.
Auswirkungen auf die vorgeburtliche Entwicklung	Unzureichende Datenlage, keine kontrollierten Studien, jedoch auch keine Hinweise auf Teratogenität beim Menschen.
Auswirkungen um die Geburt herum	Unzureichende Datenlage, laut Einzelfallbericht keine Hinweise auf funktionelle Auffälligkeiten (Grush 1998).
Erforderliche Maßnahmen während der Schwangerschaft	Sorgfältige Schwangerschaftsüberwachung und engmaschige psychiatrische Kontakte, um rechtzeitig Krisen bei der Mutter und Entwicklungskomplikationen beim Feten (Frühgeburtsbestrebungen, Wachstumsretardierung) begegnen zu können.
Stillzeit	Kann Prolaktin senken, daher verringerte Milchproduktion nicht auszuschließen (Franklin 1999). In einem Fallbericht lediglich minimale Mengen in der Milch und keine Substanz im Säuglingsserum nachweisbar (Klier 2002). In einer neueren Untersuchung an 33 Mutter-Kind-Paaren wurden mit 5 Kindern in der exponierten Gruppe signifikant häufiger (leichte, nicht behandlungsbedürftige) Symptome wie Bauchkolik, Lethargie bzw. Schläfrigkeit beobachtet als in zwei gegenübergestellten Kontrollgruppen. Allerdings konnten die Untersucher nicht ausschließen, dass zusätzliche Antidepressiva bei 2 der Frauen und andere Faktoren das Ergebnis beeinflusst haben (Lee 2003). Die Gewichtszunahme der Kinder war nicht auffällig, was gegen eine klinisch relevante Prolaktin senkende Wirkung spricht.
Zusammenfassende Empfehlung zur Anwendung in Schwangerschaft und Stillzeit	In der Stillzeit akzeptabel, in der Schwangerschaft unter Vorbehalt auch. Im Vergleich zu Trizyklika und SSRI zumindest im 3. Trimenon vorteilhaft hinsichtlich offenbar geringerer Neigung zu Entzugserscheinungen beim Neugeborenen. Individuelle Risikoabschätzung einer Anwendung in Schwangerschaft und Stillzeit im Zentrum für Embryonaltoxikologie.

Alprazolam

Präparate	Tafil®, Xanax®, Generika
Menstruationszyklus und Fertilität	Keine nennenswerten Auswirkungen bekannt.
Verhütung	Beeinträchtigung oraler Kontrazeptiva durch Cytochrom P450-Enzyminduktion möglich (Kuhl 2002). Ggf. kontrazeptive Wirkung verstärken mittels durchgehender Einnahme monophasischer, niedrig dosierter oraler Kontrazeptiva oder Intrauterinpessar. Orale Kontrazeptiva können durch Hemmung des Metabolismus die Alprazolam-Konzentration erhöhen. Außerdem kann die enterale Absorption von Benzodiazepinen verändert werden.
Auswirkungen auf die vorgeburtliche Entwicklung	Im Zusammenhang mit Benzodiazepin-Therapie im 1. Trimenon, die meisten Erfahrungen liegen zu Diazepam vor, wurden Herzfehlbildungen, Lippen-/Gaumenspalten und komplexe andere Fehlbildungen beschrieben (Übersicht bei McElhatton 1994). In retrospektiven Fall-Kontroll-Untersuchungen wurden leichte, aber statistisch signifikante Assoziationen zwischen Benzodiazepinen im 1. Trimenon und Spaltbildungen, intestinalen Atresien und Mikrozephalie (z. B. Rodriguez-Pinilla 1999) diskutiert. Andere Studien konnten teratogene Effekte nicht bestätigen (Ornoy 1998, Dolovich 1998, Patuszak 1996). Speziell zu Alprazolam ergaben sich bislang keine Hinweise auf Teratogenität (Schick-Boschetto 1992, St Clair 1992). Langzeitwirkungen einer pränatalen Exposition auf die spätere Entwicklung des Kindes sind unzureichend untersucht.
Auswirkungen um die Geburt herum	Bei regelmäßiger Einnahme im letzten Trimenon können schwerwiegende Symptome beim Neugeborenen auftreten. Diese sind dosisabhängig und reichen von einer postpartalen Atemdepression über Entzugssymptome wie Muskelhypertonie, Hyperreflexie, Tremor bis zum wochenlang anhaltenden „Floppy-Infant-Syndrom" mit Lethargie, Trinkschwäche, Tachypnoe, Tachykardie, Zyanose, Temperaturregulationsstörung und Muskelhypotonie. Das Neugeborene metabolisiert Benzodiazepine wesentlich langsamer als ein Erwachsener.
Erforderliche Maßnahmen während der Schwangerschaft	Sorgfältige Schwangerschaftsüberwachung und engmaschige psychiatrische Kontakte, um rechtzeitig Krisen bei der Mutter und Entwicklungskomplikationen beim Feten (Frühgeburtsbestrebungen, Wachstumsretardierung) begegnen zu können.

Alprazolam (Fortsetzung)	
Stillzeit	Von Alprazolam, Halbwertzeit 12–15 Stunden, erhält ein vollgestilltes Kind laut einer Untersuchung an acht Frauen durchschnittlich 3 % und maximal 6,7 % der mütterlichen gewichtsbezogenen Dosis (Oo 1995). Metaboliten konnten in der Milch nicht nachgewiesen werden. Schläfrigkeit beim Säugling wurde in einem Fallbericht beschrieben. Trotz Fortsetzung des Stillens normalisierte sich das Kind (Anderson 1989).
Zusammenfassende Empfehlung zur Anwendung in Schwangerschaft und Stillzeit	Bei strenger Indikationsstellung sind Benzodiazepine Mittel der Wahl zur Behandlung einer akuten Angstsymptomatik und in bestimmten Fällen auch von Schlafstörungen in der Schwangerschaft. Sie sollten, auch nach Ausschöpfung aller nichtmedikamentöser Behandlungsmöglichkeiten, jedoch nur kurzzeitig verordnet werden; ggf. ist die Notwendigkeit einer antidepressiven Therapie zu prüfen. Eine Dauertherapie im letzten Trimenon, z. B. als Zusatzmedikation zur Wehenhemmung oder eine Behandlung am Geburtstermin, ist wegen möglicher neonataler Komplikationen (siehe oben) besonders kritisch zu prüfen. Ggf. sollte insbesondere in den ersten beiden Lebenstagen auf Symptome beim Kind geachtet werden. Stillen unter Monotherapie bzw. moderater Dosierung bei guter Beobachtung des Kindes akzeptabel. Individuelle Risikoabschätzung einer Anwendung in Schwangerschaft und Stillzeit im Zentrum für Embryonaltoxikologie.

Lorazepam

Präparate	Tavor®, Generika
Menstruationszyklus und Fertilität	Keine nennenswerten Auswirkungen bekannt.
Verhütung	Orale Kontrazeptiva können die enterale Absorption von Benzodiazepinen verändern. Ggf. Wirkungsabschwächung von Lorazepam durch Einwirkung auf dessen Kinetik.
Auswirkungen auf die vorgeburtliche Entwicklung	Im Zusammenhang mit einer Benzodiazepin-Therapie im 1. Trimenon, die meisten Erfahrungen liegen zu Diazepam vor, wurden Herzfehlbildungen, Lippen-/Gaumenspalten und komplexe andere Fehlbildungen beschrieben (Übersicht bei McElhatton 1994). In retrospektiven Fall-Kontroll-Untersuchungen wurden leichte, aber statistisch signifikante Assoziationen zwischen Benzodiazepinen im 1. Trimenon und Spaltbildungen, intestinalen Atresien und Mikrozephalie (z. B. Rodriguez-Pinilla 1999) diskutiert. Andere Studien konnten teratogene Effekte nicht bestätigen (Ornoy 1998, Dolovich 1998, Patuszak 1996). Langzeitwirkungen einer pränatalen Exposition auf die spätere Entwicklung des Kindes sind unzureichend untersucht.
Auswirkungen um die Geburt herum	Bei regelmäßiger Einnahme im letzten Trimenon können schwerwiegende Symptome beim Neugeborenen auftreten. Diese sind dosisabhängig und reichen von einer postpartalen Atemdepression über Entzugssymptome wie Muskelhypertonie, Hyperreflexie, Tremor bis zum wochenlang anhaltenden „Floppy-Infant-Syndrom" mit Lethargie, Trinkschwäche, Tachypnoe, Tachykardie, Zyanose, Temperaturregulationsstörung und Muskelhypotonie. Das Neugeborene metabolisiert Benzodiazepine wesentlich langsamer als ein Erwachsener.
Erforderliche Maßnahmen während der Schwangerschaft	Sorgfältige Schwangerschaftsüberwachung und engmaschige psychiatrische Kontakte, um rechtzeitig Krisen bei der Mutter und Entwicklungskomplikationen beim Feten (Frühgeburtsbestrebungen, Wachstumsretardierung) begegnen zu können.
Stillzeit	Für Lorazepam, Halbwertszeit 15 Stunden, wurde eine relative Dosis von etwa 5 % der mütterlichen gewichtsbezogenen Dosis für den Säugling errechnet (Übersicht in Bennett 1996). Symptome beim Kind wurden nicht beobachtet.

	Lorazepam (Fortsetzung)
Zusammenfassende Empfehlung zur Anwendung in Schwangerschaft und Stillzeit	Bei strenger Indikationsstellung sind Benzodiazepine Mittel der Wahl zur Behandlung einer akuten Angstsymptomatik und in bestimmten Fällen auch von Schlafstörungen in der Schwangerschaft. Sie sollten, auch nach Ausschöpfung aller nichtmedikamentöser Behandlungsmöglichkeiten, nur kurzzeitig verordnet werden. Eine Dauertherapie im letzten Trimenon, z. B. als Zusatzmedikation zur Wehenhemmung oder eine Behandlung am Geburtstermin ist wegen möglicher neonataler Komplikationen (siehe oben) besonders kritisch zu prüfen. Ggf. sollte insbesondere in den ersten beiden Lebenstagen auf Symptome beim Kind geachtet werden. Stillen unter Monotherapie bzw. moderater Dosierung bei guter Beobachtung des Kindes akzeptabel. Individuelle Risikoabschätzung einer Anwendung in Schwangerschaft und Stillzeit im Zentrum für Embryonaltoxikologie.

Zaleplon

Präparate	**Sonata®**
Menstruationszyklus und Fertilität	Unzureichende Datenlage.
Verhütung	Unzureichende Datenlage.
Auswirkungen auf die vorgeburtliche Entwicklung	Im Tierversuch nicht teratogen, keine ausreichenden Daten beim Menschen.
Auswirkungen um die Geburt herum	Unzureichende Datenlage, Entzugserscheinungen nicht auszuschließen.
Erforderliche Maßnahmen während der Schwangerschaft	Bei Exposition im 1. Trimenon sollte ein hochauflösender Ultraschall zur Bestätigung einer unauffälligen fetalen Entwicklung angeboten werden. Im übrigen sorgfältige Schwangerschaftsüberwachung und engmaschige psychiatrische Kontakte, um rechtzeitig Krisen bei der Mutter und Entwicklungskomplikationen beim Feten (Frühgeburtsbestrebungen, Wachstumsretardierung) begegnen zu können.
Stillzeit	Nur minimale Mengen von Zaleplon erscheinen in der Milch (Darwish et al. 1999).
Zusammenfassende Empfehlung zur Anwendung in Schwangerschaft und Stillzeit	Wegen unzureichender Datenlage beim Menschen besser erprobte Mittel in Schwangerschaft und Stillzeit bevorzugen. Ist aus zwingendem Grund Zaleplon erforderlich oder wurde versehentlich in eine Frühschwangerschaft hinein behandelt, ist ein Schwangerschaftsabbruch nicht indiziert. Hochauflösender Ultraschall zur Bestätigung einer unauffälligen fetalen Entwicklung. Unter Monotherapie Stillen bei guter Beobachtung wahrscheinlich akzeptabel. Individuelle Risikoabschätzung einer Anwendung in Schwangerschaft und Stillzeit im Zentrum für Embryonaltoxikologie.

Zolpidem

Präparate	Bikalm®, Stilnox®
Menstruationszyklus und Fertilität	Unzureichende Datenlage.
Verhütung	Unzureichende Datenlage.
Auswirkungen auf die vorgeburtliche Entwicklung	Aus einem Dutzend im 1. Trimenon exponierten Schwangerschaften ergibt sich kein Hinweis auf teratogene Effekte (Wilton et al. 1998). Für eine differenzierte Risikobewertung reichen die Daten jedoch nicht aus. Keine Teratogenität im Tierversuch.
Auswirkungen um die Geburt herum	Unzureichende Datenlage, Entzugserscheinungen nicht auszuschließen.
Erforderliche Maßnahmen während der Schwangerschaft	Bei Exposition im 1. Trimenon sollte ein hochauflösender Ultraschall zur Bestätigung einer unauffälligen fetalen Entwicklung angeboten werden. Im übrigen sorgfältige Schwangerschaftsüberwachung und engmaschige psychiatrische Kontakte, um rechtzeitig Krisen bei der Mutter und Entwicklungskomplikationen beim Feten (Frühgeburtsbestrebungen, Wachstumsretardierung) begegnen zu können.
Stillzeit	Untersuchungen an 5 Frauen ergaben eine relative Dosis für das gestillte Kind von unter 1 % der mütterlichen gewichtsbezogenen Dosis, von der eine nennenswerte Toxizität nicht zu erwarten ist (Pons et al. 1989).
Zusammenfassende Empfehlung zur Anwendung in Schwangerschaft und Stillzeit	Wegen unzureichender Datenlage beim Menschen besser erprobte Mittel in Schwangerschaft und Stillzeit bevorzugen. Ist aus zwingendem Grund Zolpidem erforderlich oder wurde versehentlich in eine Frühschwangerschaft hinein behandelt, ist ein Schwangerschaftsabbruch nicht indiziert. Hochauflösender Ultraschall zur Bestätigung einer unauffälligen fetalen Entwicklung. Unter Monotherapie Stillen bei guter Beobachtung wahrscheinlich akzeptabel. Individuelle Risikoabschätzung einer Anwendung in Schwangerschaft und Stillzeit im Zentrum für Embryonaltoxikologie.

Zopiclon

Präparate	Ximovan®, Generika
Menstruationszyklus und Fertilität	Unzureichende Datenlage.
Verhütung	Unzureichende Datenlage.
Auswirkungen auf die vorgeburtliche Entwicklung	Unter rund 40 Schwangerschaften mit Zopiclon fanden sich keine Hinweise auf nennenswerte teratogene Effekte (Diav-Citrin et al. 1999). Keine Teratogenität im Tierversuch.
Auswirkungen um die Geburt herum	Unzureichende Datenlage, Entzugserscheinungen nicht auszuschließen.
Erforderliche Maßnahmen während der Schwangerschaft	Bei Exposition im 1. Trimenon sollte ein hochauflösender Ultraschall zur Bestätigung einer unauffälligen fetalen Entwicklung angeboten werden. Im übrigen sorgfältige Schwangerschaftsüberwachung und engmaschige psychiatrische Kontakte, um rechtzeitig Krisen bei der Mutter und Entwicklungskomplikationen beim Feten (Frühgeburtsbestrebungen, Wachstumsretardierung) begegnen zu können.
Stillzeit	Geringer Übergang in die Milch (Matheson et al. 1990).
Zusammenfassende Empfehlung zur Anwendung in Schwangerschaft und Stillzeit	Wegen unzureichender Datenlage beim Menschen besser erprobte Mittel in Schwangerschaft und Stillzeit bevorzugen. Ist aus zwingendem Grund Zopiclon erforderlich oder wurde versehentlich in eine Frühschwangerschaft hinein behandelt, ist ein Schwangerschaftsabbruch nicht indiziert. Hochauflösender Ultraschall zur Bestätigung einer unauffälligen fetalen Entwicklung. Unter Monotherapie Stillen bei guter Beobachtung wahrscheinlich akzeptabel. Individuelle Risikoabschätzung einer Anwendung in Schwangerschaft und Stillzeit im Zentrum für Embryonaltoxikologie.

	Diazepam
Präparate	Faustan®, Valium®, Generika
Menstruationszyklus und Fertilität	Keine nennenswerten Auswirkungen bekannt.
Verhütung	Beeinträchtigung oraler Kontrazeptiva durch Cytochrom P450-Enzyminduktion möglich (Kuhl 2002). Ggf. kontrazeptive Wirkung verstärken mittels durchgehender Einnahme monophasischer, niedrig dosierter oraler Kontrazeptiva oder Intrauterinpessar. Orale Kontrazeptiva können durch Hemmung des Metabolismus die Diazepam-Konzentration erhöhen. Außerdem kann die enterale Absorption von Benzodiazepinen verändert werden.
Auswirkungen auf die vorgeburtliche Entwicklung	Im Zusammenhang mit Benzodiazepin-Therapie im 1. Trimenon, die meisten Erfahrungen liegen zu Diazepam vor, wurden Herzfehlbildungen, Lippen-/Gaumenspalten und komplexe andere Fehlbildungen beschrieben (Übersicht bei McElhatton 1994). In retrospektiven Fall-Kontroll-Untersuchungen wurden leichte, aber statistisch signifikante Assoziationen zwischen Benzodiazepinen im 1. Trimenon und Spaltbildungen, intestinalen Atresien und Mikrozephalie (z. B. Rodriguez-Pinilla 1999) diskutiert. Andere Studien konnten teratogene Effekte nicht bestätigen (Ornoy 1998, Dolovich 1998, Patuszak 1996). Langzeitwirkungen einer pränatalen Exposition auf die spätere Entwicklung des Kindes sind unzureichend untersucht.
Auswirkungen um die Geburt herum	Bei regelmäßiger Einnahme im letzten Trimenon können schwerwiegende Symptome beim Neugeborenen auftreten. Diese sind dosisabhängig und reichen von einer postpartalen Atemdepression über Entzugssymptome wie Muskelhypertonie, Hyperreflexie, Tremor bis zum wochenlang anhaltenden „Floppy-Infant-Syndrom" mit Lethargie, Trinkschwäche, Tachypnoe, Tachykardie, Zyanose, Temperaturregulationsstörung und Muskelhypotonie. Das Neugeborene metabolisiert Benzodiazepine wesentlich langsamer als ein Erwachsener.
Erforderliche Maßnahmen während der Schwangerschaft	Sorgfältige Schwangerschaftsüberwachung und engmaschige psychiatrische Kontakte, um rechtzeitig Krisen bei der Mutter und Entwicklungskomplikationen beim Feten (Frühgeburtsbestrebungen, Wachstumsretardierung) begegnen zu können.

Diazepam (Fortsetzung)

Stillzeit	Diazepam ist zu über 97 % an Plasmaeiweiß gebunden. Die Halbwertszeit beträgt 24–48 Stunden, die seines aktiven Metaboliten Desmethyldiazepam 30–90 Stunden. Bei elf Frauen mit täglicher Einnahme von 10–40 mg wurden unter Berücksichtigung des Metaboliten 3 bis maximal 13 % der mütterlichen gewichtsbezogenen Dosis für ein vollgestilltes Kind errechnet (Übersicht in Hägg 2000, Bennett 1996). Das sind bis zu knapp 4 % einer therapeutischen Säuglingsdosis von 0,5 mg/kg/Tag. Im Serum der gestillten Kinder fanden sich nur Spuren von Diazepam, jedoch wurden bis zu 46 µg/l Desmethyldiazepam nachgewiesen. Deutlich höher sind diese Werte jedoch in den ersten Lebenstagen, wenn die Mutter bereits vor der Geburt wiederholt Diazepam erhalten hat und der diaplazentar übertragene Wirkstoff noch nicht vom Neugeborenen ausgeschieden wurde. Die wenigen Fallbeschreibungen zu kindlichen Symptomen wie Lethargie, Trinkunlust, Schläfrigkeit oder EEG-Auffälligkeiten unter Diazepam in der Stillzeit vermitteln den Eindruck, dass nur wiederholt höhere Dosen von mindestens 30 mg/Tag oder eine bereits vor der Geburt begonnene Behandlung zu klinischen Auffälligkeiten führen. Mütterliche Einzeldosen scheinen beim Säugling keine Wirkungen hervorzurufen.
Zusammenfassende Empfehlung zur Anwendung in Schwangerschaft und Stillzeit	Bei strenger Indikationsstellung sind Benzodiazepine Mittel der Wahl zur Behandlung einer akuten Angstsymptomatik und in bestimmten Fällen auch von Schlafstörungen in der Schwangerschaft. Sie sollten, auch nach Ausschöpfung aller nichtmedikamentöser Behandlungsmöglichkeiten, jedoch nur kurzzeitig verordnet werden. Eine Dauertherapie im letzten Trimenon, z. B. als Zusatzmedikation zur Wehenhemmung oder eine Behandlung am Geburtstermin ist wegen möglicher neonataler Komplikationen (siehe oben) besonders kritisch zu prüfen. Ggf. sollte insbesondere in den ersten beiden Lebenstagen auf Symptome beim Kind geachtet werden. Stillen unter Monotherapie bzw. moderater Dosierung bei guter Beobachtung des Kindes akzeptabel. Individuelle Risikoabschätzung einer Anwendung in Schwangerschaft und Stillzeit im Zentrum für Embryonaltoxikologie.

5. Literatur

Addis A, Koren G. Safety of fluoxetine during the first trimester of pregnancy: a meta-analytical review of epidemiological studies. Psychol Med 2000; 30: 89–94.

Anderson PO, McGuire G. Neonatal alprazolam withdrawl; possible effects on breast-feeding. Drug Intelligence Clin Pharmacy 1989; 23: 614.

Barnas C, Bergant A, Hummer M et al. Clozapine concentrations in maternal and fetal plasma, amniotic fluid and breast milk. Am J Psychiatry 1994; 151: 945.

Bennett PN (ed.). Drugs and Human Lacation, 2nd ed. Amsterdam, New York, Oxford: Elsevier, 1996.

Biswas PN, Wilton LV; et al Pearce GL. The pharmacovigilance of olanzapine:results of a post-marketing surveillance study on 8858 patients in England. J Psychopharmacology 2001;15: 265–271.

Brent NB, Wisner KL. Fluoxetine and carbamazepine concentrations in a nursing mother/infant pair. Clin Pediatr 1998; 37: 41–44.

Briggs GG, Freeman RK, Yaffe SJ. Drugs in Pregnancy and Lactation, 7. Aufl. Baltimore: Williams and Wilkins 2005.

Brockington I (2004) Postpartum psychiatric disorders. Lancet 363:303–310.

Bromiker R, Kaplan M. Apparent intrauterine fetal withdrawal from clomipramine hydrochloride. JAMA 1994; 272: 1722–1723.

Brunel P, Vial T, Roche I et al. Suivi de 151 grossesses exposées à un traitement antidépresseur (IMAO exclus) au cours de l'organogenèse. Therapie 1994; 49: 117–122.

Burch KJ, Wells BG. Fluoxetine/norfluoxetine concentrations in human milk. Pediatrics 1992; 89, 4: 676–7.

Chambers CD, Anderson PO, Dick LM, Felix RJ, Johnson KA, Jones KL. Weight gain in infants breastfed by mothers who take fluoxetine. Teratology 1998; 57: 188.

Chambers CD, Dick LM, Felix RJ, Johnson KA, Jones KL. Pregnancy outcome in women who use sertraline. Teratology 1999;59:376.

Chambers CD, Hernandez-Diaz S, Van Marter LJ et al. Selective serotonin-reuptake inhibitors and risk of persistent pulmonary hypertension of the newborn. N Engl J Med 2006;354:579–87.

Chambers CD, Johnson KA, Dick LM, Felix RJ, Jones KL. Birth outcomes in pregnant women taking fluoxetine. N Engl J Med 1996; 335: 1010–5.

Cohen, L S, JM Friedman, JW Jefferson, EM Johnson, ML Weiner. A reevaluation of risk of in utero exposure to lithium. JAMA 1994; 271,2: 146– 50.

Costei A, Ho T, Kozer E, Ito S, Koren G: Perinatal outcome following third trimester exposure to paroxetine. Teratology 2002; 65:300.

Crawford AM, Beasley CM Jr, Tollefson GD. The acute and long-term effect of olanzapine compared with placebo and haloperidol on serum prolactin concentrations. Schizophr Res 1997; 26: 41 – 54.

Darwish M, Martin PT, Cevallos WH, Tse S, Wheeler S, Troy SM. Rapid disappearance of zaleplon from breast milk after oral administration to lactating women. J Clin Pharmacol 1999;39:670 – 4.

Diav-Citrin O, Okotore B, Lucarelli K, Koren G: Pregnancy outcome following first-trimester exposure to zopiclone: a prospective controlled cohort study. Am J Perinatol 1999;16:157 – 60.

Diav-Citrin O, Shechtman S, Ornoy S, Arnon J, Schaefer C et al. The safety of haloperidol and penfluridol in pregnancy: a multicenter, prospective, controlled study. J Clin Psychiatry 2005; 66: 317 – 322.

Diav-Citrin O, Shechtman S, Weinbaum D et al. Pregnancy outcome after gestational exposure to paroxetine: a prospective controlled cohort study. Teratology 2002; 65: 298.

Diav-Citrin O, Shechtman S, Weinbaum D et al. Paroxetine and fluoxetine: a multicenter, prospective, controlled study. Reprod Toxicol 2005; 20: 459.

Diav-Citrin O, Shechtman S, Weinbaum D et al. Increased risk for cardiovascular anomalies after pregnancy exposure to paroxetine or fluoxetine: a prospective, multi-center, controlled, observational study (Manuskript feriggestellt) 2006.

Dolovich LR, Addis A, Regis Vaillancourt et al. Benzodiazepine use in pregnancy and major malformations or oral cleft: meta-analysis of cohort and case-control studies. BMJ 1998; 317: 839 – 843.

Duijvestijn YCM, Kalmeijer MD, Passier ALM et.al. Neonatal intraventricular haemorrhage associated with maternal use of paroxetine. Br J Clin Pharmacol 2003; 56 : 581 – 582.

Einarson A, Fatoye B, Sakar M et al. Pregnancy outcome following gestational exposure to venlafaxine: a multicentre prospective controlled study. Am J Psychiatry 2001;158: 1728 – 30.

Epperson CN, Jatlow PI, Czarkowski K et al. Maternal fluoxetine treatment in the postpartum period: effects on platelet serotonin and plasma drug levels in breastfeeding mother-infant pairs. Pediatrics 2003;112: 425 – 29.

Epperson N, Czarkowski KA, Ward-O'Brien D et al. Maternal sertraline treatment and serotonin transport in breast-feeding mother-infant pairs. Am J Psychiatry 2001; 158: 1631 – 1637.

Ericson A, Ellingrod VL, Perry PJ. Venflaxine: a hetercyclic antidepressant. Am J Hosp Pharm 51:3033 – 46, 1994.

Ericson A, Källén B, Wiholm BE. Delivery outcome after the use of antidepressants in early pregnancy. Eur J Clin Pharmacol 1999; 55: 503–508.

Franklin M, Chi J, McGavin C et al. Neuroendocrine evidence for dopaminergic actions of hypericum extract (LI 160) in healthy volunteers. Biol Psychiatry 1999; 46: 581–584.

Frassetto F, Martel FT, Barjhoux CE et al. Goiter in a nweborn exposed to lithium in utero. Annals of Pharmacotherapy 2002;36:1745–1748.

Garbis H, persönliche Mitteilung.

Gardiner SJ, Kristensen J, Begg EJ et al. Transfer of olanzapine into breast milk, calculation of infant drug dose, and effect on breast-fed infants. Am J Psychiatry 2003;160:1428–1431.

Gentile S. Clinical utilization of atypical antipsychotics in pregnancy and lactation. Ann Pharmacother 2004;38:1265–71.

Gold LH. Treatment of depression during pregnancy. J Women's Health and Gender-Base Medicine 1999; 8: 601–607.

Goldstein DJ, Corbin LA, Fung MC. Olanzapine-exposed pregnancies and lactation: early experience. J Clin Psychopharmacol 2000; 20:399–403.

Goldstein DJ, Corbin LA, Sundell KL. Effects of first-trimester fluoxetine exposure on the newborn. Obstet Gynecol 1997; 89: 713–718.

Goldstein DJ. Effects of third trimester fluoxetine exposure on the newborn. J Clin Psychopharmacol 1995; 15: 417–420.

Grof P, Robbins W, Berghoefer A, Vojtechovsky M, Nilsson A, Robertson C (2002) Protective effect of pregnancy in women with lithium-responsive bipolar disorder. J Affect Disord 61:31–39

Grush LR, Nierenberg A, Keefe B, Cohen LS. St. John's wort during pregnancy. JAMA 1998;280: 1566.

Hägg S, Spigset O. Anticonvulsant use during lactation. Drug Safety 2000; 22: 425–40.

Hallberg P, Sjoblom V. The use of selective serotonin reuptake inhibitors during pregnancy and breast-feeding: a review and clinical aspects. J Clin Psychopharmacol 2005;25:59–73.

Heikkinen T, Ekblad U, Kero P, Ekblad S, Laine K. Citalopram in preganancy and lactation. Clin Pharmacol Ther 2002;72:184–91.

Hendrick V et al. Use of sertraline, paroxetine and fluvoxamine by nursing women. Br J Psych 2001A;179:163–6.

Hendrick V, Altshuler L, Wertheimer A, Dunn WA. Venlafaxine and breast-feeding. Am J Psychiatry 2001B;158:2089–90.

Hendrick V, Stow ZN, Altshuler LL. Placental passage of antidepressant medications. Am J Psychiatry 2003;160:993–996.

Howard LM, Goss C, Leese M, Thornicroft G (2003) Br J of Psychiatry 182:6367

Ilett KF, Kristensen JH, Hackett LP et al. Distribution and excretion of venlafaxine and its O-desmethyl metabolite in human milk and their effects in breast fed infants. Br J Clin Pharmacol 2003;53,17–22.

Isenberg KE. Excretion of fluoxetine in human breast milk. J Clin Psychiatry 1990; 51: 4: 169.

Isojärvi JIT, Rättya J, Myllylä VV. Valproate, lamotrigine, and insulin-mediated risks in women with epilepsy. Ann Neurol 1998; 43: 446–51.

Isojärvi JIT, Laatikainen TJ, Pakarinen AJ, Juntunen KTS, Myllyla VV. Polycystic ovaries and hyperandrogenism in women taking valproate for epilepsy. N Engl J Med 1993;329:1383–8.

Jacobson SJ, Jones K, Johnson K et al. Prospective multicentre study of pregnancy outcome after lithium exposure during first trimester. Lancet 1992; 339: 530–533.

Jaiswal S, Coombs RC, Isbister GK. Paroxetine withdrawl in a neonate with historical and aboratory confirmation. Eur J Pediatr 2003; 162: 723–4.

Kaaja E, Kaaja R, Hiilesmaa V. Major malformations in offspring of women with epilepsy. Neurology 2003; 60: 575–579.

Källén AJB. Lithium therapy and congenital malformations. In: Schrauzer GN, Klippel KF (eds.). Lithium in biology and medicine. Weinheim: VCH 1991, 123–130.

Källén B, Wiholm B-E. Delivery outcome after the use of antidepressants in early pregnancy. Eur J Clin Pharmacol 1999;55:503–508.

Kaneko S, Battino D, Anderman E et al. Congenital malformations due to antiepileptic drugs. Epilepsy Research 1999; 33:145–58.

Kendell RE, Chalmers JC, Platz C (1987) Epidemiology of Puerperal Psychoses 150:662–673

Kent LS, Laidlaw JD. Suspected congenital sertraline dependence [letter]. Br J Psychiatry 1995;167: 412–3.

Kesim M, Yaris F, Kadioglu M, Yaris E, Kalyoncu NI, Ulku C. Mirtazapine use in two pregnant women: is it safe? Teratology 2002;66:204 (letter).

Kirchheiner J, Berghöfer A, Bolk-Weischedel D. Healthy outcome under olanzapine-treatment in a pregnant woman. Pharmacopschiatry 2000; 33:78–80.

Klier CM, Schafer MR, Schmid-Siegel B, Lenz G, Mannel M. St. John's wort (Hypericum perforatum) – is it safe during breastfeeding? Pharmacopsychiatry 2002 Jan;35(1):29–30.

Kuhl H. Einfluss von Psychopharmaka auf Reproduktion und Kontrazeption. In: Kuhl H (Hrg.): Sexualhormone und Psyche, Stuttgart: Georg Thieme 2002, S. 48–56.

Kulin NA, Patuszak A, Sage SR et al. Pregnancy outcome following maternal use of the new selective serotonin reuptake inhibitors. JAMA 1998; 279: 609–10.

Laine KL, Heikkinen T, Ekblad U et al. Effects of exposure to selective serotonin reuptake inhibitors during pregnancy on serotonergic symptoms in newborns and cord blood monoamine and prolactin concentrations. Arch Gen Psychiatry 2003;60:720–726.

Lee A, Minhas R, Matsuda N. The safety of St.John's Wort (Hypericum perforatum) during breastfeeding. J Clin Psychiatry 2003;64:966–968.

Lee A, Woo J, Ito S. Frequency of infant adverse events that are associated with citalopram use during breast-feeding. Am J Obstet Gynecol 2004; 190:218–21.

Lester BM, Cucca J, Andreozzi L, Flanagan P, Oh W. Possible association -between fluoxetine hydrochloride and colic in an infant. J Am Acad Child Adolesc Psychiatry 1993; 32,6: 1253–5.

Lieberman J, Safferman AZ. Clinical profile of clozapine: adverse reactions and agranulcytosis. In: Lapierre Y, Jones B (eds.). Clozapine in Treatment -Resistant Schizophrenia: a Scientific Update. London: Royal Society of -Medicine 1992.

Levinson AJ, Zipursky RB. 2003. Antipsychotics and the treatment of women with psychosis. In Steiner M, Koren G (Hrg.). Handbook of female psychopharmacology, S. 63. London: Martin Dunitz Verlag.

Liporace J, Kao A, D'Abreu A. Concerns regarding lamotrigine and breast-feeding. Epilepsy & Behavior 2004;5:102–105.

Llewellyn A, Stowe ZN, Strader JR. The use of lithium and management of women with bipolar disorder during pregnancy and lactation. J Clin Psychiatry 1998; 59 (suppl 6): 57–64.

Loebstein R, Lalkin A, Koren G. Pharmacokinetic changes during pregnancy and their clinical relevance. Clin Pharmacokinet 1997; 33: 328–43.

MacKay FJ, WIlton LV, Pearce GL, Freemantle SN, Mann RD. The safety of risperidone: a post-marketing study on 7684 patients. Hum Psychopharmacol Clin Exp 1998:12:413–418.

Malek-Ahmadi P. Olanzapine in pregnancy. Annals of Pharmacotherapy 2001;35:1294–1295.

Malm H, Klaukka T, Neuvonen PJ. Risks associated with selective serotonin reuptake inhibitors in pregnancy. Obstet Gynecol 2005; 106: 1289–96.

Malzacher A, Engler H, Drack G et al. Lethargy in a newborn: lithium toxicity or lab error? J Perinat Med 2003;313:40–342.

Matalon S, Schechtman S, Goldzweig G, Ornoy A. The teratogenic effect of carbamazepine: a meta-analysis of 1255 exposures. Reprod Toxicol 2002, 16: 9–17.

Matheson I, Sande HA, Gaillot J. The excretion of zopiclone into breast milk. Br J Clin Pharmacol 1990;30:267–71.

McConnell PJ, Linn K, Filkins K. Depression and pregnancy: use of selective

-serotonin reuptake inhibitors in pregnancy. Prim Care Update Ob/Gyns 1998; 5: 11 – 15.
McElhatton PR. The effects of benzodiazepine use during pregnancy and lactation. Reprod Toxicol 1994; 8: 461 – 475.
McElhatton PR, Garbis HM, Eléfant E, Vial T, Bellemin B, Serafini MA, Arnon, Rodriguez-Pinilla, Schaefer C, Pexieder T, Merlob P, dal Verme S. The outcome of pregnancy in 689 women exposed to therapeutic doses of antidepressants. A collaborative study of the European Network of Teratology Information Services (ENTIS). Reprod Toxicol 1996; 10: 285 –94.
McKenna K, Einarson A, Levinson A et al. Significant changes in antipsychotic drug use during pregnancy. Vet Human Toxicol 2004; 46: 44 – 46.
McKenna K, Koren G, Tetelbaum M, Wilton L, Shakir S, Diav-Citrin O, Levinson A, Zipursky RB, Einarson A. mPregnancy outcome of women using atypical antipsychotic drugs: a prospective comparative study. J Clin Psychiatry 2005;66:444 – 9.
Mendhekar DN, War L et al Sharma JB. Olanzapine and Pregnancy. Pharmacopsychiatry 2002;35:122 – 123.
Merlob P (persönl. Mitteilung 2004).
Mhanna MJ, Bennett JB, Izatt SD. Potential fluoxetine chloride (Prozac) toxicity in a newborn. Pediatrics 1997; 100: 158 – 159.
Morag I, Batash D, Keidar R et al. Paroxetine use throughout pregnancy: Does it pose any risk to the neonate? J of Toxicology 2004;42:97 – 100.
Moretti ME, Koren G, Verjee Z et al. Monitoring lithium in breast milk: an individualized approach for breast-feeding mothers. Ther Drug Monit 2003;25:364 – 366.
Moses-Kolko EL, Bogen D, Perel J et al. Neonatal signs after late in utero exposure to serotonin reuptake inhibitors. JAMA 2005; 293: 2372 – 83.
Nagy A, Tenyi T, Lenard K et al: [Olanzapine and pregnancy]. Orv Hetil 2001;142:137 – 8.
Nelson K, Holmes LB. Malformations due to presumed spontaneous mutations in newborn infants. N Engl J Med 1989; 320: 19 – 23.
Neumann NU, Frasch K. Olanzapin und Schwangerschaft. Nervenarzt 2001:876 – 878.
Nordeng H, Lindemann R, Perminov KV et al. Neonatal withdrawal syndrome after in utero exposure to selective serotonin reuptake inhibitors. Acta Paediatr 2001;90:288 – 291.
Nulman I, Rovet J, Stewart DE, Wolpin J, Gardner HA, Theis JGW, Kulin N, Koren G. Neurodevelopment of children exposed in utero to antidepressant drugs: N Engl J Med 1997; 336: 258 – 62.
Nulman I, Rovet J, Stewart DE, Wolpin J, Pace-Asciak P, Shuhaiber S, Koren G (2002). Child development following exposure to tricyclic antidepres-

sants or fluoxetin throughout fetal life: a prospective study. Am J Psychiatry 159:1889–1995

Oca MJ, Donn SM. Association of maternal sertraline (Zoloft) therapy and transient neonatal nystagmus. J Perinatol 1999;19:460–1

Oo CY, Kuhn RJ, Desai N, Wright C, McNamara PJ. Pharmacokinetics in lactating women: prediction of alprazolam transfer into milk. Br J Clin Pharmacol 1995; 40: 231–36.

Ornoy A, Arnon J, Shechtman S et al. Is benzodiazepine use during pregnancy really teratogenic? Reprod Toxicol 1998; 12: 511–515.

Ornoy A, Cohen E. Outcome of children born to epileptic mothers treated with carbamazepine during pregnancy. Arch Dis Child 1996; 75: 517–20.

Patuszak A, Milich V, Chan S et al. Prospective assessment of pregnancy outcome following first trimester exposure to benzodiazepines. Can J Clin Pharmacol 1996; 3: 167–171.

Pons G, Francoual C, Guillet P, Moran C, Hermann P, Bianchetti G, Thiercelin JF, Thenot JP, Olive G. Zolpidem excretion in breast milk. Eur J Clin Pharmacol 1989;37:245–8.

Ratnayake T, Libretto SE. No complications with risperidone treatment before and throughout pregnancy and during the nursing period. J Clin Psychiatry 2002;63:76–77.

Robert E. Treating depression in pregnancy. N Engl J Med 1996; 335: 1056–8.

Rodriguez-Pinilla E. Prenatal exposure to benzodiazepines: a case-control study. Vortrag 10. Jahreskonferenz des European Network of Teratology Information Services 1999.

Sabers A, Dam M, a-Rogvi-Hansen B et al. Epilepsy and pregnancy: lamotrigine as main drug used. Acta Neurol Scand 2004; 109: 9–13.

Sabers A, Bucholdt JM, Uldall P, Hansen EL. Lamotrigine plasma levels reduced by oral contraceptives. Epilepsy Res 2001; 47: 151–54.

Saks BR. Mirtazapine: treatment of depression, anxiety, and hyperemesis gravidarum in the pregnant patient. A report of 7 cases. Arch Womens Ment Health 2001;3:165–170.

Samrén EB, van Duijn CM, Lieve Christiaens GCM et al. Antiepileptic drug regimens and major congenital abnormalities in the offspring. Ann Neurol 1999; 46: 739–46.

Sanz EJ, De-las-Cuevas C, Kiuru A et al. Selective serotonin reuptake inhibitors in pregnant women and neonatal withdrawal syndrome: a database analysis. Lancet 2005; 365: 482–7.

Schick-Boschetto B, Zuber C. Alprazolam exposure during early human pregnancy. Teratology 1992; 45: 460.

Schaefer C, Spielmann H, Vetter K. Arzneiverordnung in Schwangerschaft und Stillzeit, 6. Aufl. (2001), München, Jena: Urban & Fischer.

Schaefer C, Spielmann H, Vetter K. Arzneiverordnung in Schwangerschaft und Stillzeit, 7. Auflage 2006, Elsevier/Urban & Fischer München.

Schardein JL. Chemically Induced Birth Defects, 3. Aufl. (2000) New York: Marcel Dekker.

Schimmell MS, Katz EZ, Shaag Y, Pastuszak A, Koren G. Toxic neonatal effects following maternal clomipramin therapy. J Toxicol Clin Toxicol 1991; 29: 479–84.

Spencer MJ. Fluoxetine hydrochloride (Prozac) toxicity in a neonate. Pediatrics 1993; 92: 721–2.

Spielmann H, Vogel R. Transfer of drugs to the embryo before and during implantation. In: Drug Disposition in Teratogenesis. In: Nau H, Scott WJ (eds.). Interspecies Comparison and Maternal/Embryonic-Fetal Drug Transfer, p. 45. Boca Raton (USA): CRC Press, 1987.

Spigset O, Hägg S. Excretion of psychotropic drugs into breastmilk. Pharmacokinetic overview and therapeutic implications. CNS Drugs 1998; 9: 111–134.

St Clair SM, Schirmer RG. First-trimester exposure to alprazolam. Obstet -Gynecol 1992; 80: 843–846.

Stoner SC, Sommi RW, Marken PA et al: Clozapine use in two full-term pregnancies. J Clin Psychiatry 1997; 58: 364.

Taddio A, Ito S, Koren G. Excretion of fluoxetine and its metabolite norfluoxetine in human breast milk. J Clin Pharmacol 1996; 36: 42–7.

Taylor TM, O'Toole MS, Ohlsen RI et al. Safety of quetiapine during pregnancy. Am J Psychiatry 2003;160:588–589.

Tenyi T, Trixler M, Keresztes Z. Quetiapine and pregnancy. Am J Psychiatry 2002;159:674.

Waldman MD, Safferman AZ. Pregnancy and clozapine. Am J Psychiatry 1993; 150,1: 168–9.

Vial T, Bernard N, Carlier P et al. Paroxetine and congenital malformations: a prospective comparative study (Abstract) Französische Pharmakovigilanz-Konferenz 2006.

Viguera AC, Nonacs R, Cohen LS, Tondo L, Murray A, Baldessarini RJ (2000) Risk of Recurrence of Bipolar Disorder in Pregnant and Nonpregnant Women after Discontinuing Lithium Maintenance. Am J Psychiatry 157:179–184

Viguera AC, Cohen LS, Baldessarini RJ, Nonacs R (2002) Managing Bipolar Disorder During Pregnancy: Weighin the Risks and Benefits. Can J Psychiatry 47:426–436

Wilton LV, Pearce GL, Martin RM et al. The outcomes of pregnancy women exposed to newly marketed drugs in general practice in England. Br J Obstet Gynaecol 1998;105:882–889.

Wisner KL, Perel JM, Blumer JB. Serum sertraline and N-desmethylsertraline levels in breastfeeding mother-infant pairs. Am J Psychiatry 1998; 155: 690–692.

Wisner KL, Perel JM, Findling RL. Antidepressant treatment during breastfeeding. Am J Psych 1996; 153: 1132–1137.

Yogev Y, Ben-Haroush A, Kaplan B. Maternal clozapine treatment and decreased fetal heart rate variability. Int J Gynecol Obstet 2002; 79: 259–260.

Yoshida K, Smith B, Craggs M, Kumar RC. Fluoxetine in breastmilk and developmental outcome of breast-fed infants. Br J Psychiatry 1998; 172: 175–179.

Yue Q-Y et al. Safety of St. John's wort. Lancet 2000; 355: 576–7.

Zalzstein E, Koren G, Einarson T, Freedom RM. A case-control study on the association between first trimester exposure to lithium and Ebstein's anomaly. Am J Cardiol 1990; 65: 817–8.

Zegers B, Andriessen P. Maternal lithium therapy and neonatal morbidity. Eur J Pediatr 2003;162:348–349.